SUPER MUTTI

Reif für die Kur?

Von Angela Voß, Gründerin der Mütterkurhilfe

Dies Buch wurde dir übergeben von:

I0462118

Dieser kleine Ratgeber wurde von mir für Mütter geschrieben. Ich habe viele Jahre Erfahrungen, als „Alleinerziehende Mutti", als „Kurmutti" mit insgesamt 4 eigenen Kuraufenthalten, und beruflich bin ich seit 11 Jahren als Kurberatungsstelle und Gründerin der **Kur- und Rehahilfe „Mütterkurhilfe"** bundesweit tätig. Sarkastisch und nicht immer ganz ernst gemeint, aber mit Gefühl, habe ich versucht, hier das zu interpretieren, was anderen Muttis in einer scheinbar ausweglosen Situation helfen kann!

Das Cover wurde mit Hilfe der Zeichnerin

Helen Düringer (Fuffys Artwork) gestaltet.

Erstauflage: August 2014

Inhaltsverzeichnis

Supermutti

Eigentlich dachtest du dir bei deiner Familienplanung, dass du die „weltbeste Mutti" sein würdest. Wie sehnlich hattest du dir damals dein Kind gewünscht. Alles war so perfekt. Du hast zwischen all den unnützen „Machomännern" und „Versagern" deinen „Traummann" abbekommen. Mit „Ihm" wolltest du „die Familie" gründen und in die perfekte Zukunft gehen. Ihr habt geheiratet, oder vielleicht auch in wilder Ehe in die Zukunft geblickt. Ihr habt das Herzenskind geplant oder aber auch durch ein geplatztes Gummi gezeugt. Wie im Detail die Geschichte passierte, spielt hier keine Rolle mehr, Fakt ist, du hast all das, was du haben wolltest, bekommen. Ein Baby zum Knuddeln und Liebkosen. Es sollte ein ganz artiges, süßes Kindchen werden. Zauberhafte Strampler mit bunten, netten Motiven wurden ausgesucht in der passenden Farbe des „Neuankömmlings". Das Zimmer dekoriert, die Spielwaren sorgfältig ausgewählt, wobei du gar nicht wirklich bemerktest, dass du dass meiste damals schon ganz alleine organisiert und umgesetzt hast. Herzlichen Glückwunsch zur Geburt!

Selbst die dir so fremden Nachbarn, die dich nie eines Blickes gewürdigt hatten, gratulierten dir zu deinem „Wonneproppen". Voller Stolz bist du in den ersten Tagen wie unter der Narkose der Entbindungsanstrengungen stolz wie „Oskar" mit dem wunderschönen Kinderwagen durch die Gassen deiner Nachbarschaft stolziert. Komischerweise fragte dich keiner nach den Geburtsanstrengungen. Wie es so ist, wenn man schon 10 Stunden im Kreißsaal liegt und Wehen hat, aber dein „Liebling" irgendwie nicht in den Geburtskanal durchkommen will. Welche Schmerzen du überstanden hast und immer daran dachtest, dass es hoffentlich bald vorbei ist. Wieso hat dir das keiner vorher gesagt, wie schmerzhaft eine Geburt ist?!

Die Geburt und die Anstrengungen speichern sich irgendwie nicht im Gedächtnis, denn sonst würden viele Muttis wahrscheinlich immer nur einmal Mama werden. Wo ist eigentlich dein Partner dabei? Dein Fokus liegt bei deinem Baby und dies zu versorgen, und dabei bemerkst du gar nicht, dass dein Partner irgendwie nutzlos wie eine Girlande zum Ehrentag zwar vorhanden, aber nur schön anzusehen ist. Die Last liegt irgendwie nur bei dir! Aber du bist so voller Liebe, dass du das erstmal gar nicht bemerkst. Das Baby schreit!

Eilig holst du die „Versorgungsstelle" des Babys aus deinem BH heraus. Oh mein Gott, ihr seid mitten in einem Einkaufszentrum, aber darauf nimmt dein Schatz keine Rücksicht. Es schreit sich schon die Seele aus dem Leib. Eigentlich hast du ein Schamgefühl und bist im Normalfall nicht so ein Mensch, der beim FKK-Baden seine Oberweite anderen Menschen entgegen streckt. Diese Senioren mit ihrem „Hängegemächt", welches bis zu den Kniekehlen schlappert, und die dazu auch nur „Luis Trenker Wanderbotten" anhaben, und alle Menschen sind gierig am Geiern, sind dir im Urlaub mal begegnet und du hast sie gehasst. Um darüber weiter nachzudenken, fehlt dir allerdings an dieser Stelle die Zeit. Du sitzt mitten im Einkaufszentrum auf einer Bank und versorgst dein Baby. Verstohlen schaust du dich manchmal um, ob dich niemand beobachtet, aber es ist alles gut! Zufrieden, mit einem Lächeln, legst du dein Kindchen in den Wagen und „ab geht's" ins Untergeschoss, du musst noch in den Supermarkt und zur Drogerie, Windeln holen. „Beeilung, Beeilung, du musst ja auch noch die Wohnung aufräumen, und wenn du heute Abend nicht alles auf die Reihe bekommen hast, erhältst du wieder

Vorhaltungen von deinem Lebensgefährten! Früher, vor dem Baby, hattest du einen guten Job und warst selbstbewusst und immer gepflegt und adrett gekleidet. Jetzt, mit dem Baby, hast du irgendwas an, was dein „Liebling" ankotzen kann, wenn es sein Bäuerchen machen soll. Trés Chic der Upper Class ist das nicht! Es ähnelt eher dem Outfit eines Parkpenners. Zerknittert, vielleicht verfärbt, und vor allem angekotzt. Früher war dein Lieblingsduft von Dior, heute hast du dein „Eau de Toilette" eingetauscht gegen eine Mischung von Sekret, Dung und Kotze. Aber für dich ist alles wunderbar. Denn du bist glücklich, zumindest jetzt. Wenn du in die Augen deines Babys schaust, hast du ein Stückchen von dir selbst vor Augen. Du als „Mami" hast alle Gestaltungsmöglichkeiten. Wie soll es gekleidet werden? Was soll es lernen? Geht das Kind in einen Turnverein? Oder gar zum Musikunterricht? Einige haben sich maximal auf den Namen und ihre Liebe fokussiert. Was aus dem neuen „Erdenbürger" einmal werden soll, wurde hier manchmal nicht berücksichtigt. Dein Augenmerk richtet sich allerdings im Moment auf die Supermarktregale. „Er" hat sich Rinderrouladen gewünscht! Auch das noch!" 2 Stunden schmoren, und dann noch den Rotkohl mit Apfelstücken kochen und Kartoffeln schälen…so wie seine Mutti es macht! Viel Aufwand für 5 Minuten Essen, aber „sein" Wunsch ist dir Befehl. Eilig packst du alle Zutaten in den Kinderwagen und vergisst dabei an der Kasse die Kartoffeln, die wohlbehütet im Untergeschoss deines Kinderwagens neben dem Regencape ruhen! Zechprellerin, auch das noch!

Der Weg nach Hause ähnelte einem Hürdenlauf. Kaputte Rolltreppen, und die mangelnde Hilfe von Menschen waren für dich schwer zu meistern. Komisch, früher hast du dir darüber auch keinen Kopf gemacht, wie es so ist, wenn jemand auf eine Rolltreppe oder einen Fahrstuhl angewiesen ist.

Schnell ins Treppenhaus, mit Kind und Kegel. Wie sollst du nun in den dritten Stock kommen? Zuerst hebst du ganz langsam und behutsam deinen „Engel" aus dem Wagen und machst dich auf den Weg in den dritten Stock deines Domizils. Vorsichtig legst du „Es" ins Kinderbettchen. Zaghaft und langsam, bloß keine unkontrollierten Zwischenfälle. „Verflixt" - es bewegt sich und streckt sich. Nicht atmen, versteinert schaust du in das Kinderbettchen. „Bitte, schlaf weiter." „Puh", gut, es schläft weiter! Du lehnst die Haustür an. Hast du auch deinen Schlüssel? Okay, schnell hinunter und bloß nicht stolpern, hoffentlich hat niemand der Nachbarn deinen Einkauf gebunkert. Dann schnappst du dir die Tüten und bist ein zweites Mal auf dem Weg in den dritten Stock. Während du da hoch marschierst mit deinen schweren Taschen, ärgerst du dich, dass du dir das bei der Wohnungswahl damals nicht überlegt hattest, was da auf dich zukommt. Wenigstens hast du so jeden Tag Sport, und das kostenfrei!

Oben angekommen, räumst du den Inhalt der Taschen in den Kühlschrank, und schon meldet sich dein Sonnenschein. Und wieder mal ist es soweit. Das Baby möchte gewindelt werden. Hätte früher einer gesagt, du musst vollgekackte Windeln wechseln, hättest du gespuckt, aber komischerweise macht dir das irgendwie gar nichts aus. Während des Wechselns schäkerst du mit dem Säugling, und er trampelt mit den Beinchen an deinen Bauch. Oh nein, jetzt pischert „Es" mitten beim Saubermachen. Dein T-Shirt ist nass. Kind gereinigt, Mutter gereinigt, und schon stehst du in der Küche und schälst die Kartoffeln und bereitest das Wunsch-Menü des Göttergatten zu. Hast du die Hände gewaschen? „Ach!" Kartoffeln in den Müll,

Hände gewaschen und weiter geht's! Neue Kartoffeln, Rouladen auf den Herd, Apfelrotkohl, und schon wieder meckert es aus dem Schlafgemach des „Königskindes". Moment, ich muss nur noch den Herd kleiner stellen und ganz schnell mal selbst auf die Toilette. Der Schrei wird lauter, und während du auf dem Klo sitzt, fragst du dich gerade, ob es wirklich zu vermessen ist, selbst mal auf Klo zu gehen! Du bist so müde! „Ein Königreich für eine Mütze voll Schlaf", denkst du dir und rennst eilig zu deinem Baby. Während du dein Kind mit der nächsten Muttermilch zufrieden stellst, bemerkst du einen leicht rauchigen Gestank, der aus der Küche dringt. „Oh nein, die Kartoffeln!" Du klemmst dir das an dir saugende Würmchen fest an den Körper und rennst in die Küche. Verdammt, alles verbrannt. Entnervt und völlig kraftlos setzt du dich an den Küchentisch, lässt dein Kind zu Ende trinken und widmest dich dann den Überresten der Kartoffeln. Hattest du dir das so vorgestellt? Nein, irgendwie war bei dir der Blick in die Zukunft nur mit schönen Situationen gestaltet gewesen. Du beseitigst den Brandschaden und setzt neue Kartoffeln auf, während gerade rechtzeitig zur Garzeit sich der Schlüssel im Schloss dreht und „Er" herein kommt. „Hallo, Schatz", ruft er dir entgegen und gibt dir einen flüchtigen Kuss auf die Stirn. „„Na, du, wie sieht es denn hier aus, hast du eigentlich irgendwas heute gemacht?" „Die Wohnung ist ja nicht ein Stück sauber gemacht!" „Und wie siehst du eigentlich aus?" „Deine Haare hättest du ja auch mal machen können, und was hast du da eigentlich für Klamotten an?" Oh je, nicht nur, dass du müde und gestresst bist und sowieso nur 3 Stunden Schlaf am Stück bekommst, nein, jetzt hast du auch noch Streit mit deinem Partner. „Liebt der mich eigentlich überhaupt noch?" Übermüdet schleppst du dich ins Bad und begutachtest dich im Spiegel. Tatsächlich, dich schaut da eine dir völlig Fremde Person an. Dunkle Augenränder, die

Haare zum Zopf und dennoch zottelig wuchern sie da irgendwie rum, ungepflegt und muffig. Du machst dich kraftlos etwas frisch und sitzt dann am Essenstisch. Es ist 17 Uhr, und du isst jetzt gerade, für heute, dass allererste Mal. Erschöpft schläfst du auf der Couch im Wohnzimmer ein, um 20 Uhr, und während du in das Traumland dämmerst, sehnst du dich nach einer Zeit ohne diese Alltagslasten! Mit den Monaten wird alles besser! Dein Kind gedeiht und wird größer, und es schläft bald durch. Ein wenig mehr Zeit wird dir gegönnt, wobei du diese Zeit dann auch bei Kinderärzten zur Vorsorge oder zum Bespaßungsprogramm des Kindes nutzt. Die Zeit vergeht wie im Flug, und plötzlich kommt der Tag, an dem sich einiges ändert. Das Geschwisterchen kündigt sich an! Noch einmal durchlebst du die Schwangerschaft, als wäre es das erste Mal. Dein „Erstgeborenes" kann schon laufen und geht in die Krippe, und du arbeitest auf 400€ zur Haushaltskasse dazu. Es wird eine größere Wohnung gesucht. Der Umzug geplant, das nächste Kinderzimmer gestaltet, und du wirst zum zweiten Mal Mama!

Das Stillen an öffentlichen Orten macht dir nun nicht mehr so viel aus, aber nun kommt eine ganz neue Herausforderung auf dich zu. Während du dich um die Nahrungsaufnahme des Säuglings kümmerst, rennt dein nun 2jähriger Spross im Einkaufscenter herum und stellt so manches an. Wie zwischen zwei Stühlen balancierst du nun umher. Dein Säugling hat Hunger, und während du wie damals das „Kleine" während des Stillens an dich presst, rennst du hinter dem anderen Kind her. Dein Rufen, dass es zu dir kommen soll, hilft dir nicht, denn die Welt ist viel zu spannend, um auf Mama zu hören. Und schon siehst du, wie dein Kind an der Rolltreppe steht! „Schatz, bleib bitte stehen, komm zu Mama!" Natürlich wirst du ignoriert. Es ist wie der dritte Weltkrieg für dich. Pausenlos musst du dich zerteilen. Im Liebesleben ist schon lange der Alltag eingetroffen, dein Partner macht andauernd Überstunden, um die Familie zu finanzieren, und du bist zum Muttertier mutiert. Kind windeln, sauber machen, Kinder füttern, aufräumen, Wäsche waschen sind nun fortan deine Lebensaufgaben! Sex? Also wenn es nach dir ginge, könnte das wegen Nebel ausfallen. Keine Zeit, keine Kraft und keine Energie, und wenn dein Mann das nicht immer einfordern würde, könntest du dankend darauf verzichten! Manchmal denkst du dir sogar, war das schön ruhig, als du nur ein Kind hattest. Über den Kindergarten des erstgeborenen Kindes lernst du auch andere Familien kennen. Die Mama von Luca hat sogar 4 Kinder, und du weißt nicht, wie sie das alles schafft. 2 davon haben sogar eine Erkrankung Namens ADHS. Auch deine Kinder sind nun durch den Kindergarten andauernd krank. Du bist mindestens einmal die Woche beim Kinderarzt. Deinen Arzt hast du schon lange nicht mehr besucht. Dafür hattest du wirklich keine Zeit. Irgendwann, in einer ruhigen Minute, fragst du dich, warum du das machst, und dann denkst du an das süße Lachen deiner Kinder und die schönen Momente, die du mit ihnen erleben darfst. Wie sie versuchen, kleine, eigene Individuen zu werden. Und du bist trotz Dauerstress eigentlich glücklich und erfüllt. Wenn du nur nicht so kraftlos und müde wärst.

Kurreif

So, nun bist du an einer Stelle angekommen, wo es dir an Kraft und Zeit mangelt. Du merkst immer mehr, wie überreizt du bist. Entdeckst immer öfter, dass du deinem Kind gegenüber ungeduldig und ungerecht bist. Tatsächlich, hast du es sogar schon angeschrien. Darüber bist du sehr traurig. Du hast dein Kind, oder deine Kinder noch nie in fremde Hände gegeben. Seit der Geburt bist du die Hauptperson und das ultimative an Bezugsperson für dein Kind. Die Supermutti hat ihre Kräfte verloren. Merklich still und leise. Schon oft hast du dich gefragt, wo du all die Energie und Kraft hernimmst. Und nun ist sie weg. Du stehst schon morgens wirr und müde auf, kannst dich schwer aufraffen. Das Spielen mit den Kindern hat aufgehört, du hast einfach viel zu viel zu tun, den Alltag zu bewältigen, da muss irgendwas auf der Strecke bleiben. Bespaßungsprogramme finden am Wochenende statt in Form eines Zoobesuches oder eines Erlebnisparks.

Ein Kino? Ein Friseur? Dein Hobby? Was ist das? Mittlerweile schleppst du auch jeden Schnupfen Wochen mit dir rum. Partnerprobleme gehen einher, irgendwie ist dein Partner nur Ballast und wie ein weiteres Kind, welches ebenfalls nach Versorgung schreit. Ihr habt euch nicht mehr viel zu sagen. Er kommt nach der Arbeit heim und will sein Essen. Was du erlebt hast während seiner Abwesenheit mit den Kindern interessiert ihn so wenig wie die Margeritenblume auf einer Wiese. Ob er schon eine andere gefunden hat? Fühlt er sich überhaupt noch hier wohl? Und schon weint wieder eines der Kinder, und du hast keine Zeit, diese Gedanken weiter auszuführen. Finanzielle Sorgen machen sich auch noch breit. Deine Kinder sind schon wieder gewachsen und brauchen neue Klamotten, die größere Wohnung verschlingt den meisten Teil des Einkommens, und du selbst hast dir schon lange nichts Neues mehr gegönnt. Douglas besuchst du nur noch, wenn jemand dir gnädigerweise einen Gutschein zum Geburtstag geschenkt hatte. Diese Situation nagt an deinem Selbstwertgefühl. Du fühlst dich schlapp, hässlich und gedemütigt.

An dieser Stelle wäre eine Auszeit gut für dich und deine Kinder! Eine andere Mama vom Kindergarten war vor kurzem, mit einer Kostenübernahme der Krankenkasse in einer Mutter-Kind-Kur.

Zum ersten Mal machst du dir ernsthafte Gedanken über diese Mutter-Kind-Kur! Was ist das? Muss ich meine Kinder abgeben? Was passiert da in der Kur? Ich bin doch nicht krank! Wie lange geht eine Mutter-Kind-Kur? Wie beantrage ich das? Wohne ich da wie in einen Kinderheim mit mehreren Familien in einem Schlafraum? Liege ich da wie im Krankenhaus einfach im Bett, während meine Kinder spielen gehen mit einer Kindergärtnerin?

Du setzt dich an den Computer und googelst: Mutter-Kind-Kur.

Es gibt viele Einträge. Du entdeckst Kliniken an der Nordsee, an der Ostsee, im Schwarzwald, in Bayern, und irgendwie lesen sich die Seiten wie in einem Urlaubskatalog. Indikationen! Was sind Indikationen? Du findest eine Kurklinik an der Nordsee ganz gut, aber wie kommst du dahin? Im Impressum steht eine Rufnummer, und du rufst dort zaghaft an. „Guten Tag, ich brauche, glaube ich, eine Kur. Krank bin ich aber nicht, und ich war schon lange nicht mehr bei meinen Hausarzt!", hörst du dich sprechen. Die freundliche Stimme am anderen Ende erklärt dir, dass es nicht notwendig ist, krank gewesen zu sein, und auch nicht notwendig, beim Arzt gewesen zu sein. „Was ist mit den

Kindern? Kommt dann das Jugendamt zu mir nach Hause, weil ich versagt habe und keine Kraft mehr habe, 2 Kinder zu bewältigen?" Die freundliche Klinikmitarbeiterin teilt dir mit, dass du auch davor keine Angst haben musst. Es geht hier nicht ums Versagen, sondern um Kraftlosigkeit und ein Auftanken dieser Kraftreserven. Es gibt Datenschutz und niemand wird irgendwas an Dritte weitergeben! „Ja, und wie mache ich das?"

Im Internet entdeckst du weitere Kliniken, einige sind vom DRK (Deutsches Rotes Kreuz), vom MGW (Müttergenesungswerk) von der AK Familienhilfe, von der Arbeitsgemeinschaft Eltern Kind Kliniken, von Kur Org, und auch freie Einzel-Kliniken. Diese Träger-Kliniken bieten auch Beratungsstellen an. Eine war hier im Ort. Du bemerkst, dass die ortsansässige Beratungsstelle nur sehr reduziert ansprechbar ist. Dienstag von 9-12 Uhr.

Wie sollst du das denn machen? Irgendwie schaffst du es und sagst der Dame, die dich dort etwas unfreundlich empfängt, dass du in die schöne Nordseeklinik möchtest. Die Mitarbeiterin teilt dir daraufhin mit, dass deine Wunschklinik ein freies Haus ist und sie dir nur hilft, wenn du auch in ihre Kliniken gehst. Wieso? Du dachtest, dass du ein Wunsch- und Wahlrecht hast und dir eine Klinik auswählen kannst, und nun will die Frau dir nicht helfen?

Hinweis: Trägerberatungsstellen helfen nur dann, wenn du in eine der eigenen Träger-Kur-Kliniken gehst. Bundesweit gibt es seit 10 Jahren freie Beratungsstellen, wo du das Wunsch- und Wahlrecht viel besser nutzen kannst! Z.B.: www.muetterkurhilfe.npage.de Egal, wie du dich entscheidest, stell den Kurantrag nicht alleine!

Krankenkassen denken wirtschaftlich und lehnen auch bei einer offensichtlichen Bedürftigkeit manchmal die Kur ab! Vor allem helfen dir die Beratungsstellen auch beim Ausfüllen der Unterlagen!

Du entscheidest dich für die freie Beratungsstelle der Mütterkurhilfe. Sie sind auch viel mehr zu erreichen. Täglich ab 7.30 und teilweise sogar bis 20 Uhr. Du fühlst dich dort verstanden und gut aufgehoben. Die Mütterkurhilfe arbeitet bundesweit und neutral. Sie haben keine eigenen Kliniken, aber sie kennen sehr viele der insgesamt 130 Kliniken, da sie als Patient auf Zeit sich sogar die Mühe gemacht haben, in die Kliniken zu gehen. Über die Mütterkurhilfe bekommst du eine neutrale Beratung und Informationen zum Tagesablauf. Dann erhältst du eine E-Mail mit den Antragsunterlagen! Praktisch zum Ausdrucken, und du machst Termine beim Haus- und Kinderarzt. Auch wenn deine Kinder gesund sind, muss der Kinderarzt eintragen, dass sie aus Altersgründen und wegen der psychosozialen Bindung mit müssen.

Es gibt auch einen Selbstauskunftsbogen, wo du all deine familiären Belastungen eintragen kannst. Die mangelnde Unterstützung, die psychosoziale Isolation.... all das, was dein Hausarzt nicht weiß und dennoch zu einer Kostenübernahme deiner Krankenkasse führen kann. Du hast noch allerlei weitere Fragen an die Beratungsstelle der Mütterkurhilfe:

 Musst du was zuzahlen? Wie lange geht die Kur? Darfst du Besuch haben? Wie kommst du da hin? All das wurde dir erklärt und das in verständlichen, herzlichen Worten.

Nachdem die Ärzte dein Anliegen und deine Erschöpfungssyndrome attestiert haben und du den

Selbstauskunftsbogen ausgefüllt hast, schickst du das via E-Mail eingescannt an deine Beratungsstelle zurück, oder wenn du keinen Scanner hast, via Post. Die Beratungsstelle schaut nochmal nach, ob du auch alles gut ausgefüllt hast, und stellt dann in deinem Namen den Kostenübernahmeantrag an deine Krankenkasse!

Nach einigen Wochen **(max 5 Wochen haben die Kassen Zeit zu reagieren)**, erhältst du ein Ablehnungsschreiben deiner Krankenkasse! Du kannst das Ablehnungsschreiben gar nicht recht verstehen.

Sehr geehrte Frau XYZ, gerne hätten wir, leider hat der MDK (medizinische Dienst der Krankenkassen) keine mütterspezifischen Belastungssituationen anerkannt. Wir empfehlen Ihnen ein ambulantes Melissenbad, Entspannungen am Wohnort, und nehmen Sie gerne Kontakt mit uns auf, wir sind gerne für Sie da!

Wenn du so ein Schreiben bekommst, kann es sein, dass du ein sogenanntes Formablehungsschreiben in der Hand hältst. Auf jeden Fall solltest du sofort wieder mit deiner Beratungsstelle Kontakt aufnehmen, denn die wird auch, wenn sie den Antrag stellen, manchmal ignoriert und weiß das gar nicht! Deine Beratungsstelle wird dir helfen, den Widerspruch zu formulieren. Solltest du schon alleine den Antrag gestellt haben und eine Ablehnung bekommen haben, kannst du dich jederzeit an die Mütterkurhilfe wenden, denn sie helfen auch bei bereits bestehenden Anträgen oder Ablehnungen!
www.muetterkurhilfe.npage.de

Jede Familie ist individuell zu betrachten und die Klinikauswahl ist dann auch anzupassen!

Hier einige Besonderheiten:

Du bist alleinerziehende Mami und dein Kind hat ADS oder ADHS oder eine emotionale Bindungsstörung?

Du hast eine posttraumatische Angststörung? Mit Kind.

Eines der Kinder hat eine Hauterkrankung, Asthma, Bronchitis.

Du hast ein behindertes Kind (Die Kinderpflege hört nicht auf, auch wenn die Kinder dann schon erwachsen sind).

Der Partner soll dich unbedingt begleiten.

Dein Kind war ein Frühchen.

Bei diesen individuellen Bedürfnissen solltest du dir auch auf jeden Fall Hilfe holen, bei einer Beratungsstelle oder bei uns!

Manchmal kann es auch sein, dass eine Reha oder eine Kinder-Reha hier die bessere Hilfe wäre, deswegen lass dich beraten!

Kostenzusage, und dann?

Die Kostenzusage hast Du im Sack, aber was musst Du nun alles bedenken und organisieren?

Kopiere Dir die Kostenzusage als erstes drei Mal. Wenn Du Schulkinder hast, gehe mit der Kostenzusage zum Klassenlehrer und informiere ihn darüber, dass Dein Kind 21 Tage aus der Schule befreit werden muss. In fast jeder Klinik gibt es Schulersatzstunden, entweder durch einen richtigen Schulunterricht mit Lehrern oder zumindest durch eine Hausaufgabenhilfe. Jeder Lehrer deines Schulkindes hat einen Lehrplan und weiß, was er den Kindern in den nächsten Wochen beibringen will. Es besteht sogar die Möglichkeit, wenn eine Arbeit ansteht, dass diese in der Kur geschrieben und zur Heimatschule gefaxt wird, damit der Klassenlehrer sie benoten kann.

Die zweite Kopie benötigst Du für Deinen Arbeitgeber, wenn Du einen hast. Auch er muss Dich nach dem Bundesurlaubsgesetz freistellen. Eine Lohnfortzahlung bekommst Du aber nur bei einer sozialversicherungspflichtigen Tätigkeit, sprich mindestens einem Halbtagsjob. Das Arbeitsamt/ ARGE muss dich ebenfalls freistellen! Keiner darf das ablehnen!

Die dritte Kopie benötigst Du für die Kita. Auch da solltest Du Bescheid geben. Wenn Du Arge oder Arbeitslosengeld bekommst, solltest Du noch eine weitere Kopie verwenden für diese Behörden. Keiner der Sachbearbeiter der Arge oder des Arbeitsamtes darf Dir von Deinem Bedarf etwas abziehen, keine Angst, Dir steht Dein volles Geld zu, Dir wird nichts abgezogen, allerdings bist Du verpflichtet, es mitzuteilen, damit Du in dieser

Zeit keine Einladungen oder Vorstellungstermine verpasst. Wenn Du diese Hürden gemeistert und alle informiert hast, bist Du bei Schritt 2.

Besorge Dir Personen, die während deiner 21 Tage Abwesenheit einige Sachen für Dich übernehmen.

Zum einen, einen Nachbarn, dem Du Deinen Briefkastenschlüssel geben kannst, damit die Flut der Post nicht aus diesem herausquillt, zum anderen auch eine Person, der Du vertraust, der die Blumen gießen geht. Solltest Du Haustiere haben, brauchst Du auch jemanden, der diese aufnimmt oder bei Kleintieren in die Wohnung geht, um sie zu versorgen. Manchmal habe ich Anfragen, ob man einen Hund mitnehmen kann in eine Kurklinik. Nein, natürlich nicht! Auch wenn Du ein eigenes Apartment in der Klinik hast, nach 21 Tagen hat dieses Apartment wieder einen neuen Bewohner und eine neue Familie, und manchmal gibt es auch Personen, die eine Hundehaarallergie haben. Deswegen geht das nicht!

Solltest Du für Deinen Hund niemanden finden, dann suche Dir die Adresse einer Tierpension, vielleicht sogar in der Nähe der Klinik, dann kannst Du ab und zu das Tier besuchen und vielleicht sogar mit ihm spazieren gehen.

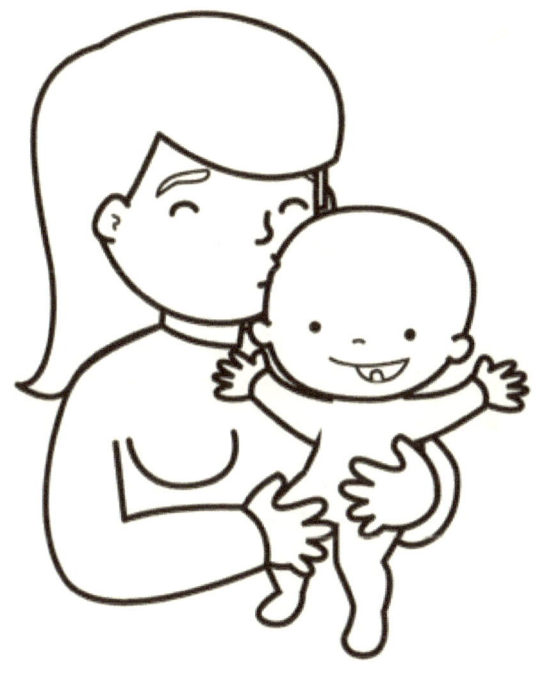

Hier kann dein Kind diese Seite anmalen, während der Anreise!

Planung der Anreise

Jetzt ist es Zeit, sich über die Reise Gedanken zu machen.

Wenn Du mit der Bahn fahren möchtest, suche Dir im Internet unter www.bahn.de schon mal in aller Ruhe die geeignete Verbindung raus.

Kinder bis zum Alter von 15 Jahren dürfen kostenlos mit der Bahn reisen. Sie müssen aber, in die Fahrkarte eingetragen werden!

Du hast die Möglichkeit, Dir ein Kleinkindabteil reservieren zu lassen. Dieses Kinderabteil gibt es in jedem ICE, in den anderen Zügen aber nicht!

Solltest Du umsteigen müssen, ist es kein Problem, Du kannst den Schaffner bei der Fahrkartenkontrolle über eine Umsteigehilfe informieren. Beispiel: Du musst in Frankfurt umsteigen, dann sage dem Schaffner: „Ich muss in Frankfurt umsteigen, können Sie mir dort bitte eine Umsteigehilfe besorgen?" Dann wird Dir dort, genau an Deinem Abteil, ein Mitarbeiter der Bahnhofsmission oder ein Angestellter beim Aussteigen helfen und Dich zum anderen Gleis begleiten. Das kostet nicht viel. Entweder ist es umsonst, oder Du kannst mit ca. 10 Euro rechnen.

Für die Fahrkartenauswahl versuche ein Spar-50-Ticket zu bekommen, oder wenn Du nur im Nachbarbundesland bist, ein Regionalticket, z. B. Schleswig-Holstein-Ticket oder Niedersachsen-Ticket etc.

Deine Fahrkarte kannst Du nach der Kur bei deiner Krankenkasse einreichen und bekommst diese erstattet, bis auf einen Betrag von 10 Euro.

Besorge Dir bitte auch einen Fahrer, der Dich und Deine Kinder zum Bahnhof fährt und der euch beim Einsteigen hilft! Am Reiseziel wirst Du von Seiten der Klinik am Bahnhof abgeholt!

Wenn Du mit dem Auto anreisen möchtest, bekommst Du in einer Kilometer-Pauschale Benzinkosten erstattet, also bitte hebe, die Tankquittungen dazu auf! Sorge dann aber auch für genügend Pausen während der Fahrt, denn es ist nicht einfach, mit mehreren Kindern alleine über die Autobahn zu fahren, allerdings bist Du natürlich während der Kur ein bisschen unabhängiger.

Checkliste

Kinderattest	**Jogginganzug**
Bahnkarte	**Briefmarken/ Stifte**
Schularbeiten	**Badelatschen**
Kindergarten	**Morgenmantel**
Hermes bestellt	**Föhn**
Blumen/Post	**Medikamente**
Badesachen	**Spielzeug/ Reise**

Turnschuhe mit weißer Sohle

Das sind nur die wichtigsten Sachen!

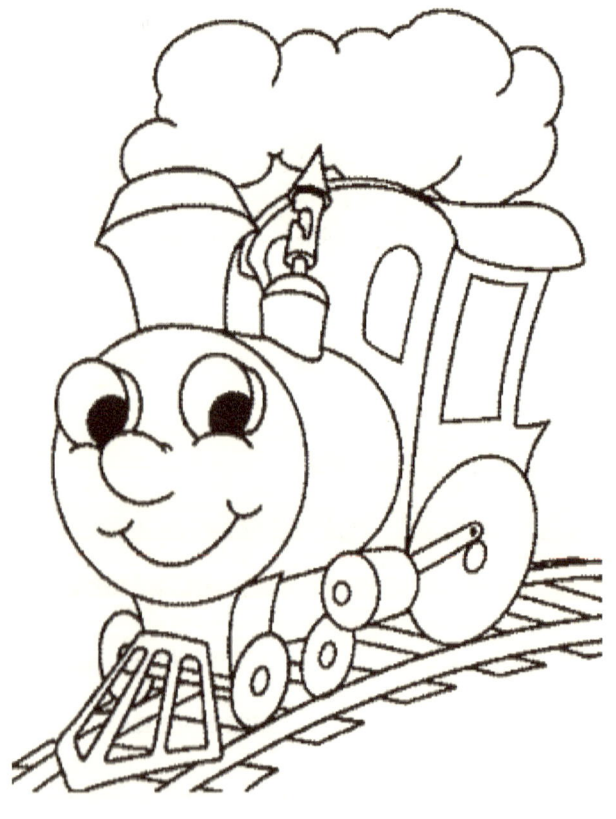

(Malvorlage)

Vor der Kur Kind krank:

3 Tage vor der Kur musst Du unbedingt noch einen Termin bei Deinem Kinderarzt machen, auch wenn Deine Kinder gesund sind. Du musst Dir attestieren lassen, dass Deine Kinder keine ansteckenden Krankheiten haben! Das ist wichtig, denn wenn Dein Kind z. B. Durchfall hat oder eine starke Infektion, dann steckt es alle Kinder in der Kurklinik an, und dann ist eure Kur in Gefahr.

Also bitte fahre nicht in die Klinik, wenn Du weißt, dass Dein Kind krank ist, weil Du Dich nur noch mit letzter Kraft bis zu diesem sehnlich gewünschten Kurantritt geschleppt hast, sondern bitte verschiebe dann die Kur. Ich weiß, dass Du das schwer über das Herz bringen kannst, denn Du hast schon vorher die Tage gezählt, wann es endlich los geht, und Dir jeden Tag gesagt: „Noch 5 Tage, dann endlich wird mir geholfen, dann bekomme ich endlich die Kraft, meinen Alltag zu überstehen." Aber auch wenn Du enttäuscht bist, weil Dein Kind gerade jetzt krank ist, bitte fahre nicht hin, sondern verschiebe es, denn Du hilfst dadurch gleichzeitig den anderen dortigen Elternteilen und auch Dir selbst, denn mit einem kranken Kind wird die Kur auch für Dich nicht mehr gut werden. Also beiß in den sauren Apfel und ruf in diesem Fall sofort in der Klinik an, sage ihnen Bescheid und verschiebe Deine Kur. Danach bitte auch bei der Krankenkasse anrufen und mitteilen, dass Du aus gesundheitlichen Gründen der Kinder die Kur nicht antreten kannst. Das ist sehr wichtig

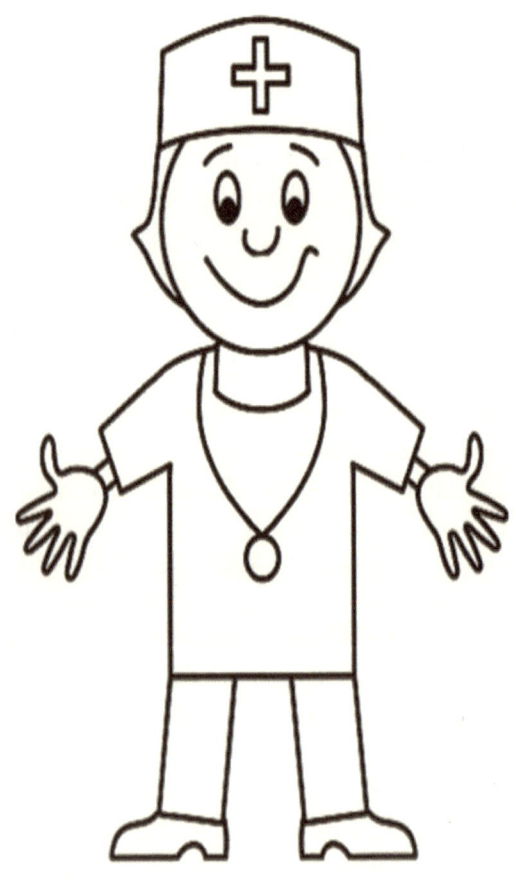

(Malvorlage)

Das muss mit in Deine Kur

Als Erstes mach Dir nicht so viele Gedanken über Dein Gepäck!

Du lässt 3 Werktage vor der Kur Deine Koffer und Dein Sperrgut vom Hermes bequem von Zuhause abholen. Ein Koffer/Teil kostet ca. 14,90 €. Dann steht der Koffer schon in der Kurklinik oder in Deinem Apartment, wenn Du ankommst!

Im Einladungsschreiben einer Kurklinik ist meistens auch eine Liste dabei, was Du alles mitnehmen solltest und was dort vor Ort vorhanden ist.

Mach Dir also darüber nicht allzu viele Sorgen. Handtücher und Bettwäsche sind natürlich immer da, genauso wie Bügeleisen oder Wasserkocher.

Für die ersten Tage, bis Du Dich eingelebt hast, nimm Dir Fertigcappuccino mit oder löslichen Kaffee. Nimm auch nicht zu viele Spielsachen mit, denn die Kinder sind meistens bis 17 Uhr in der Kindergruppe oder draußen, sodass das heimische Spielzeug meistens gar nicht benutzt wird. Was Du genau mitnimmst, kommt ja aufs Alter und die eigenen Bedürfnisse an. Ich würde 1 Schlafkuscheltier, 1 Bilderbuch, 1 Puzzle und 1 Gesellschaftsspiel mitnehmen für die Regentage - und fertig.

Für die Zugfahrt nimmst Du einen Laptop mit oder einen tragbaren Kassettenrecorder mit Märchenkassetten oder einen CD-Spieler mit Hör-CDs oder sogar einen tragbaren DVD-Recorder, und lass die Kinder Kinderfilmchen schauen. Nimm auch Kopfhörer mit in der Anzahl der Kinder, falls Du auch mal in Ruhe Dein Buch im Zug lesen willst oder Du im Großraum sitzt und die anderen gestört werden könnten.

Ich habe auch immer viel gesungen auf der Fahrt mit den Kindern. Das sind Sachen, die man im Alltag immer nicht macht: Einfach mal Kinderlieder zu trällern. Dazu habe ich auch immer ein 6-Mann-Abteil gebucht, weil man da unter sich ist! Reduziere die Auswahl auf ein Gerät, entweder Laptop oder CD, oder, oder, oder.

Ganz wichtig sind Badelatschen! Ersten wegen irgendwelcher Fußpilze und zweitens wegen der Rutschgefahr! Ansonsten brauchst Du auch nicht allzu viele Klamotten mitnehmen. Pack Dir einfach was Bequemes ein, und wenn es schmutzig ist, wasch es dort. Eine Waschmaschinenladung kostet meistens 1,50 €. Leg doch einfach auch Deine Klamotten in die Chill-Out-Zone. Lass Dich mal gehen, Du kannst doch einfach mal 21 Tage Mensch sein. Ohne Schminke, farblich passende Accessoires und 100 Paar Ohrringe. Lass es einfach, lass Deine Seele baumeln. In der Kur geht das, da Du diese Menschen vermutlich nie wieder siehst und es Dir egal sein kann, was sie von Dir denken. Hier bist Du Mensch, und allen geht es irgendwie schlecht, sonst wären sie nicht da!

Sollte es keine Liste geben bei der Einladung, ruf selbst nochmal in der Klinik an. Erkundige Dich, ob es dort Babyphones gibt und welche Küchenausstattung außerhalb des Restaurants vorhanden ist. Denn das Restaurant macht nach dem Abendbrot zu!

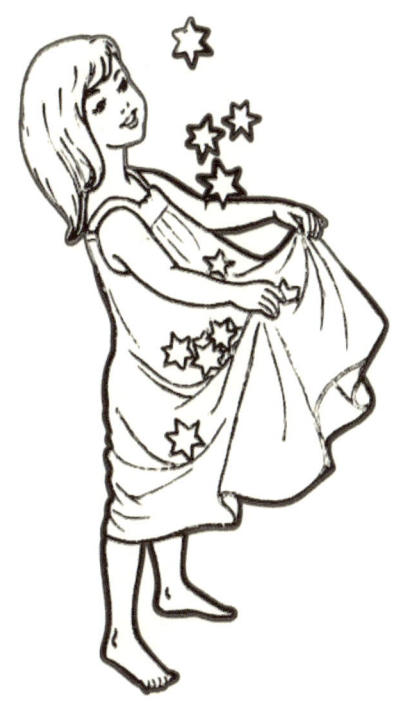

(Malvorlage)

Ich fahre am:_____

In die Klinik:_____

Mit den Kind/ Kinder:_____

_____

27

Angekommen! Was nun?

So, nach mehrfachen Stunden Fahrt mit mehr oder weniger normalen chaotischen Vorkommnissen, sei es, der ICE hat Verspätung, der Anschlusszug ist weg, das Kind hat ein Spielzeug ins Gleis geworfen oder sonst was, kommst Du nun entnervt und völlig erschöpft am Bahnhof der Sehnsucht an und ein freundlicher Haustechniker mit einem Namensschild der Klinik hilft Dir lieb, den Koffer zu tragen - und Du bist da.

Schon beim Aussteigen aus dem Zug hast Du Deine letzten Kraftreserven dem freundlichen Abholer verzweifelt und mit Mühe überreicht! JETZT endlich wird Deine Sehnsucht erfüllt. Deine Kinder im Schlepptau, folgst Du dem netten Mann zum 9-Sitzer-Bus mit der lustigen Klinikaufschrift und setzt, während der Fahrer Deine Koffer hinten verstaut, Deine Kinder mit letzter Kraft in die Kindersitze! Es ist 14 Uhr. Du sitzt seit 7 oder 8 Uhr in den Öffentlichen Verkehrsmitteln und bist müde und hungrig!

Während der Fahrt berichtest Du dem netten Haustechniker über die Vorkommnisse der Anreise und bist gerade aber gar nicht in der Lage, dem Mann irgendwie zuzuhören. Verträumt, ohne Kraft, schaust Du einfach aus dem Fenster.

In freudiger Erwartung der schönen Gegend, der Berge oder den Deichen.

Du riechst die tolle Natur der Wälder oder den salzhaltigem Duft des Wassers und bist wie in Trance. Jetzt endlich hast Du es geschafft. Mit aller-allerletzter Kraft bist Du angekommen!

Es ist Anreisetag in der Klinik, das heißt, Deine unendliche Sehnsucht nach Ruhe und Entspannung wird sofort zerstört, und Du musst Dich dazu überwinden, noch einmal Kraft aufzubringen, denn nicht nur Du kommst heute an, sondern ca. 40-200 andere Familien ebenfalls. Es ist im Eingangsbereich der Klinik mehr als laut und hektisch. Und wie eine Seifenblase werden gerade Deine Sehnsüchte nach Ruhe und Frieden zerstört, da die Akustik der anderen ankommenden Familien alles sprengt, was Du bisher erlebt oder gehört hast.

Bleib ganz ruhig! Lass Dich nicht anstecken von der allgemeinen Hektik. Immer ruhig bleiben! Wird schon. Die freundliche Dame an der Rezeption sucht Deinen Apartmentschlüssel raus und gibt Dir noch Unterlagen in die Hand, während Du Dir nur denkst: „PUH, hoffentlich ist gleich Ruhe. Ich kann nicht mehr." Durch die Hektik werden Deine Kinder auch irgendwie panisch, die vielen Eindrücke des Neuen übermannen die Kinder, und plötzlich hören sie gar nicht mehr auf das, was Du ihnen sagst.

Auch hier bleib ruhig, denn das, was für Dich so gewaltig laut und fremd ist, ist es für Deine Kinder auch!

Du musst Dir am besten schon vor der Ankunft darüber klar sein, das Du nicht sofort am Bahnhof der Sehnsucht deiner Wünsche angekommen bist, sondern noch Kraft brauchst fürs Einchecken in der Klinik mit dieser hektischen und lauten Akustik! Je lauter es wird, umso ruhiger musst Du werden, sonst überträgt es sich auch wie ein Virus auf Deine Kinder.

Der nette Mann, der euch am Bahnhof abgeholt hat, geht nun mit euch Richtung Fahrstuhl oder Richtung Apartment.

„Die Koffer, sind meine Koffer schon da?", beschäftigt es Dich gerade. Kurze Momente der Angst kommen in Dir hoch. Ob das Gepäck wohl da ist? Der Schlüssel wird in das Schloss von Apartment 08/15 eingesteckt, an der Türe sind nette Bilder, damit Deine nichtlesenden Kinder ihre Zimmertür im Notfall an dem Themenbildchen erkennen können. Ihr seid im Zimmer der Löwenbabys. Zusätzlich ist noch nett der Name angebracht: Hier wohnt Familie Meyer mit dem Löwenbaby. Der Haustechniker geht mit ins Zimmer, schließt das zur Frischluftzufuhr dienliche Fenster, wo noch vor wenigen Stunden eine andere Familie ihren letzten Kurtag hatte und sich vom Löwenbabyzimmer verabschiedete und legt den Schlüssel auf den Tisch. „Ach gut, meine Koffer sind da, Gott sei Dank. "So, da wären wir, Familie Meyer! Noch die kurze Information: „Um 16 Uhr gibt es im Restaurant eine kleine Zwischenmahlzeit für die Anreisenden" und - schwupps – ist der nette Mann entfeuchte, da er ja noch andere Familien abholen muss. In voller Montur stehst Du nun da. Jacke, Schal, Handgepäck, während sich Deine Kinder schon darüber streiten, wer in den Etagenbettchen oben schläft.

So, jetzt ganz ruhig. Atme erst einmal durch, komm jetzt erst einmal an. Das mit dem Bett kannst Du später klären. Ignoriere es am besten, wenn sich dadurch niemand verletzt fühlt!

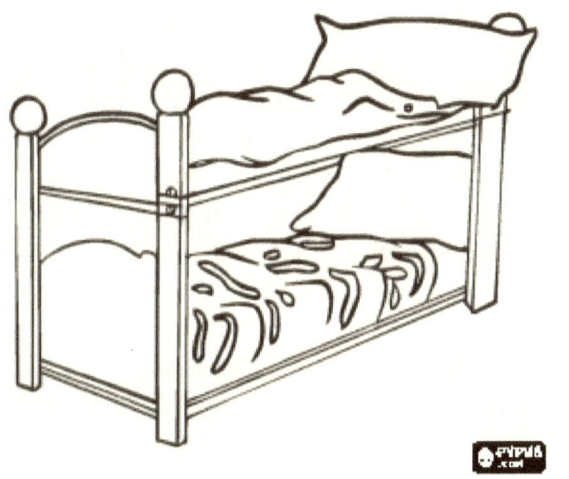

(Malvorlage)

Und Platz für ein weiteres Foto zum einkleben und zur
Erinnerung!

Deine Koffer sind da, und auf dem Tisch steht eine kleine Begrüßung entweder in Form eines Obstkorbes mit einem Willkommensgruß oder mit Seltersflaschen, und auf dem Kopfkissen liegt eine kleine Schokolade oder Gummibärchen. Zieh mal erst den Mantel aus. Am liebsten würdest Du Dich jetzt einfach nur aufs Bett knallen und schlafen. Geht aber nicht. Da sind immer noch die Kinder oder das Kind, und da ist das Gepäck, das ausgepackt werden will, und da ist das 16-Uhr-Restaurantessen, und, und, und................ erschöpft? Keine Kraft? 5 bis 8 Stunden Anreise und noch kein Ende! Reiß Dich einfach noch einmal kurz zusammen, aktiviere all Deine letzten Kraftreserven! Schmeiß die Koffer zur Not in die Ecke, das kannst Du auch morgen auspacken.

Hier kommt niemand und sagt, dass man dies oder das sofort erledigen muss. Nein, mach nicht das, was die Gesellschaft von einer ordentlichen Mutter oder einem ordentlichen Vater erwartet. Du bist hier wegen Erschöpfungssympthomen, und deswegen brauchst Du nicht wegen der Anerkennung anderer Menschen alles hübsch haben. Ich weiß, es ist schwer, aus deiner Rolle heraus zu schlüpfen, ohne schlechtes Gewissen oder den eigenen Anspruch, immer alles perfekt machen zu wollen.

Lass es! Trink einen Schluck Wasser, iss das Obst und sammle Dich und Deine eben erlangten Eindrücke. Die ersten Zweifel machen sich in Deinem Kopf breit. „Oje, war das eben laut in der Eingangshalle, krieg ich hier wirklich das, was ich mir so wünsche, das ist ja noch mehr Stress als Zuhause.

"Enttäuschung macht sich vielleicht breit. „Ich habe doch gehofft, dass ich im Eingangsbereich wie Goldmarie mit der ersehnten Energie und Kraft überschüttet werde, und alles, was ich gerade kriege, ist noch mehr Stress!" So schnell geht das ja auch alles nicht! Komm schon, Du hast Monate, vielleicht auch Jahre gekämpft und warst morgens schon müde, also halte noch durch! Maximal 21 Tage, und Du wirst sehen, dass Du neue Kraftreserven erhältst, wenn Du Dich darauf einlässt!

„Okay, Kinder, es ist fast 16 Uhr, hopp, hopp, wir müssen runter und das Restaurant suchen!"

Kaum im Flur stehend, merkst Du schon wieder, wie der Geräuschpegel stetig ansteigt. Alles ist voller orientierungsloser Neuankömmlinge, weinende Kinder, rätselnde Frauen, ganz wenige scheue Männer mit ihren Kindern, da sie in der Minderheit sind - und Du.

Während Du über den Flur gehst und nach Hinweisschildern Ausschau hältst, wo das Restaurant sein könnte, bemerkst Du, wie Du ebenfalls hoffst, neben dem Restaurantschild auch den Hinweis zu erhalten, hinter welcher der 100 Türen wohl der Brunnen der Goldmarie steht und Du mit dem sonnenstrahlenden Glücksregen Deine Energie und Kraft wiederbekommst.

Vielleicht musst Du ja auch erst wie in diesem Märchen die Aufgaben erfüllen. Brot aus dem Backofen schieben und den Apfelbaum schütteln, oder Frau Holle beim Fensterputzen helfen, damit die Sonne erst mal scheinen kann, die Dir die Energie und Kraft schenkt!

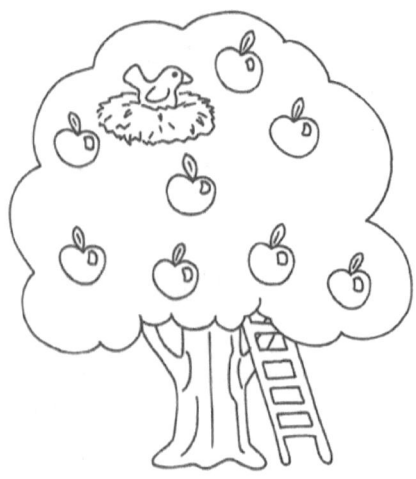

(Ausmalbild)

Ein Foto von euch wäre hier schön!

„Okay, Kinder da ist das Hinweisschildchen zum Restaurant."
Wieder Neugier. „Wie sieht es da wohl aus? Wo sitzen wir da?
Wie kriegt man da das Essen?" Bleib ganz ruhig, Du wirst es
gleich sehen!

Du kommst in einen großen Raum, manchmal wurden
Trennwände dazwischen gestellt, um die Lautstärke ein bisschen
zu dämmen - - manchmal mit netter Deko oder Tischdecken,
und manchmal zweckmäßige Buchetische zum leichteren
Abwischen fürs Personal.

Ganz egal, welche Klinik und wo sie steht: Hier bist Du in der
Hölle gelandet, denn hier ist der einzige Raum, wo Du immer
dreimal am Tag auf alle Familien gleichzeitig triffst! Deswegen
darfst Du nicht durchdrehen, sondern musst Dich für Deinen
Kurerfolg damit arrangieren und ganz, ganz doll ruhig bleiben.
Wenn jetzt auch noch Du hektisch wirst wie die Frau am
Nachbartisch, deren Kind gerade nicht die Karotten essen will
und sie sich extra aufplustert, damit die anderen Frauen nicht
negativ über sie denken. Es ist ganz egal, was der Nachbar von
Dir denkt, was Martina für eine Erziehungsmethode hat oder
nicht hat. Es geht hier 21 Tage lang um Dich, und da musst Du
auch nur an Dich und Dein Wohlergehen denken.

Also ich habe immer in mich rein gedacht: „So lalalalalala, alles
wird gut, mir ist alles egal, ich bin ganz ruhig…"
Selbstmeditation, aber es hilft! Orientiere Dich in aller Ruhe, und
lass Dich nicht von der Hektik der anderen infizieren. Glaub
mir, jeder wird was zu essen bekommen, und wenn das Brot alle
ist, solltest Du umgehend dem Küchenpersonal mitteilen, dass
Du möchtest, dass sie das Brot auffüllen.

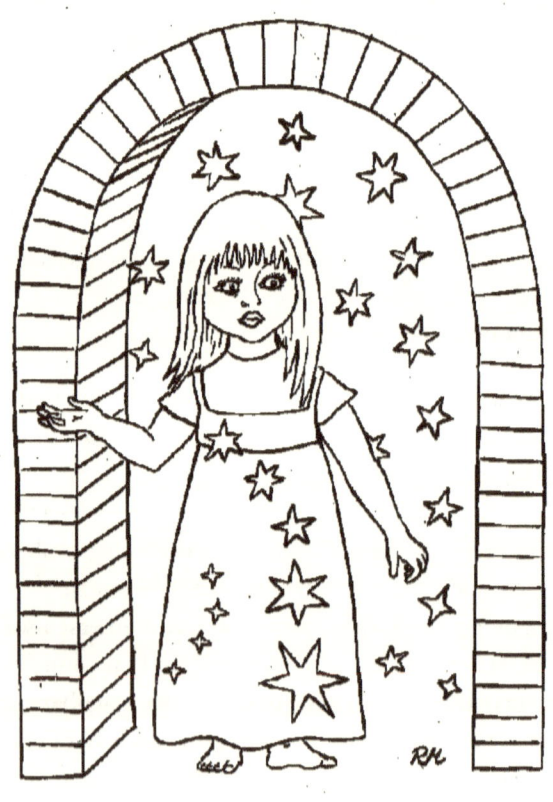

(Ausmal

bild)

Das wünsche ich mir von der Kur!

_____

_____

_____

Du bist erwachsen, und Du darfst und sollst sogar Deine Bedürfnisse mitteilen! Also: „Liebe Küchenkraft, die Mettwurst ist alle, wären Sie so freundlich, das aufzufüllen, da wir noch nicht gegessen haben." Ganz ruhig, und Du wirst sehen, die Frau sorgt für Nachschub, denn dazu ist sie da. Du musst nicht wie eine Schafherde bei IKEA um den Kampf des „Köfte-Mittags-Menüs", hektisch nach allem greifen, was nach Nahrung aussieht!

Du wirst an den Tabletts der anderen feststellen, dass viele so viel nehmen, dass die Hälfte im Mülleimer landen wird, weil sie in ihrer Hektik dachten, es wäre besser, alles zu bunkern, was geht! Manche bewaffnen sich auch mit all ihren Kindern, wie eine Armee, um möglichst viel in einem Gang abzugreifen. Jedes Kind und manche kaum höher als der Tresen des Salatbuffets haben dann ein Tablett in der Hand. Manche können es nicht mal gerade halten.

Mama ist der Hauptmann, Sie ordert die Kinder und stellt dem kleinen Kind schon mal einen Salat auf das halbschiefe Tablett, während sie hektisch ruft: „Halte das ja gerade!" Das kleine, vierjährige Kind kann das gar nicht, und PENG!!! liegt's auf dem Boden! Jetzt könntest Du Dich an dieser Stelle aufregen! „Wie bekloppt ist die denn? Was macht die denn mit ihren Kindern? Wie redet die denn mit denen, ist das ein Assi?" Lass es! Es bringt nichts, Du kannst andere nicht zwingen, ihre Charaktere zu ändern oder ihre Erziehungsmethoden um 180 Grad zu drehen.

Das ist euer erster Tag in der Kurklinik, und vielleicht ist sie auch deswegen in der Kur, um den Umgang mit ihren Kindern zu erlernen.

Also bleib ruhig, denke nur an Dich! Ignorier so etwas, indem Du Dir Dein Lieblingslied gedanklich vorsummst. „Lalalalala…So, Schatz, was wollen wir denn essen? Magst Du Vollkornbrot oder lieber Knäcke?" Konzentriere Dich auf Deine Interessen.

Das ist Deine Zeit, Deine wichtigen 21 Tage, und wenn Du diese für Gedanken an andere vergeudest, hilft es Dir dann Zuhause nicht, denn Du darfst erst wieder nach 4 Jahren erneut in eine Kur fahren! Und denke dran, 21 Tage hast Du das nun dreimal am Tag vor Dir! Da kann die Klinik nichts dafür. Sie bemühen sich, das Beste daraus zu machen. Die Situationen zu entschärfen oder durch Regeln zu minimieren. Es ist egal, ob Ost- oder Nordsee oder Bayern oder Schwarzwald, das ist in jeder Klinik so! Vergesse nie Dein Ziel: 21 Tage = 3 Wochen nur an Dich zu denken. An Deine Kraft, Deine Kinder und Deine Behandlung! Ganz egal, wer an Deinem Nachbartisch sitzt.

Das Essen in der Kurklinik ist zum größten Teil in Buffetform. Nimm Dir ruhig einen Teebeutel mit ins Zimmer, oder ein Obststück mit für später. Sollte das Essen einmal gar nicht nach Deinem oder dem Geschmack der Kinder sein, kaufe Dir zur Sicherheit ein Fertigprodukt, z. B. Miracoli. Mache Dir bewusst, dass dies hier kein Urlaub im 5-Sterne-Hotel ist, sondern das hier ist eine Kur für Dich, und es kann immer passieren, dass es mal nicht passt, dazu hat jeder einen anderen Geschmack. Grundsätzlich versucht man, allen Kurteilnehmern gerecht zu werden und auch verschiedene Kostformen zu berücksichtigen. Zuhause kannst Du dann wieder Dein Lieblingsgericht kochen. Hier aber geht es um Dich und deinen Kurerfolg und nicht um die Backerbsensuppe die dir nicht mundet! Im Krankenhaus meckert auch keiner rum! Hoffe ich wenigstens!

Die ersten Tage:

Nachdem Du nun das erste Mal den Trubel im Restaurant mitbekommen und überstanden hast, liegt an Deinem Tisch ein Infozettel der Hausführung in Verbindung mit dem Kennenlernen der Kindergruppe. Dein Kind ist in der Bärenhöhlengruppe. Du erkundigst Dich bei der freundlichen Rezeptionsdame nach dem Weg zu der Kinderbetreuungsgruppe und siehst dann das erste Mal den Bereich, in dem Deine Kinder in den nächsten 3 Wochen die meiste Zeit verbringen werden. Es sieht alles nett und sauber aus, und Du denkst Dir, es wäre klasse, wenn euer Kitaplatz Zuhause auch so gut ausgestattet wäre. Freundliche Erzieherinnen begrüßen Dich und die Kinder. Je nachdem, wie alt Deine Kinder sind, hast Du nun die Möglichkeit, sie einfach abzugeben, oder Du setzt Dich mit in die Spielgruppe und bist bei der Eingewöhnung dabei. Die Kinderbetreuung ist in der Regel von 9-17 Uhr mit einer Mittagspause, wobei die größeren Kinder auch in der Kitagruppe zusammen essen dürfen. Die kleinen, unter 3jährigen Kinder müssen aber mit Dir essen. Nach einiger Zeit des Spielens darfst Du gehen, um zu testen, ob das Kind sich fremdbetreuen lässt, um an der Hausführung teilzunehmen.

Die Hausführung beginnt meistens an der Rezeption. Hier stellt sich das Team der Klinik vor, und der Klinikleiter führt euch durch die Räumlichkeiten. Merken kannst Du Dir das sowieso alles nicht, aber es ist schon eine kleine Orientierungshilfe.

Ihr bewandert den Kita-Bereich, das schon bekannte Restaurant, den Gymnastikraum, die Sauna, den Waschraum, das Schwimmbad, die Therapieräume, die psychologischen Gesprächsräume, die Gesellschaftsräume und Freizeiträume, die Kreativabteilung, die physikalische Abteilung und endet dann wieder an der Rezeption. Merken konntest Du Dir nicht alle Räume, und deswegen bekommst Du auch manchmal einen Plan des Gebäudes oder Geländes. Nach der Hausführung hast Du noch etwas Zeit, und genau jetzt wäre der richtige Moment, das erste Mal in Deinem Zimmer die Koffer auszupacken. In aller Ruhe, um im Anschluss dann die Kinder wieder aus der Kitagruppe abzuholen und zum Abendbrot zu gehen.

Mittlerweile bist Du total müde und gehst nach dem Abendbrot nur noch ins Zimmer, und mit den Kindern liegt ihr wahrscheinlich schon um 20 Uhr im Bett. Puh, was für ein langer Tag. Das Tor zur Glückseligkeit und zur Energie und Kraft hast Du gar nicht gesehen bei der Hausführung, und während Deine Kinder schon erschöpft schlafen, denkst Du gerade nach, ob Du in diesem fremden Bett überhaupt ein Auge zumachen kannst.

Jede Person ist ein Gewohnheitstier. An das fremde Bett wirst Du Dich gewöhnen. Lass Dir wenigstens 3 bis 4 Tage Zeit, Dich zu orientieren.

Am nächsten Morgen wirst Du von singenden Vögeln oder den Strahlen der Sonne geweckt, vielleicht auch von den Seemöwen, die am frühen Morgen über die Klinik fliegen - wie Deine Gedanken und Deine Unsicherheit, ob Dir das Gewünschte und Ersehnte wohl heute geschenkt wird.

Nach dem Aufstehen und Fertigmachen geht's nun wieder in die Höhle des Löwen, das Restaurant. Heute früh ist es merklich ruhiger. Man spürt, dass die Kurenden alle noch müde sind und die Hektik des Anreisetages sich ein wenig gelegt hat. Du bist erstaunt, wie vielfältig das Frühstück ist. Meistens gibt es dieses auch in Buffetform. Du bist richtig erschlagen von der Auswahl. Marmelade, Honig, Obst, Käse, Joghurt, Brötchen,

Vollkornbrot, Knäckebrot, Cerealien in jeder Richtung, und Wurst. Während Du Zuhause immer diskutieren musst, ob ihr die Schokopops oder die Honigsnacks kauft, weil Du keine Lust hast, 3 € pro Sorte auf einmal zu kaufen, gibt es hier gleich drei verschiedene Sorten auf einmal. Du lernst heute auch das erste Mal Deine Tischnachbarin kennen. Meistens ist das eine Frau, die Kinder im gleichen Alter hat.

Das hat die Klinik so ausgesucht, weil es eine Bindung der Menschen geben könnte, wenn die Kinder im gleichen Alter sind. Bei ganz kleinen Kindern werden aber auch mal größere Kinder als Tischnachbarn ausgewählt, um die Mami mit den ganz Kleinen ein bisschen unterstützen zu können.

Jetzt beim Frühstück hast Du das erste Mal auch den Sinn dafür, Dir mal Deine Leidensgenossinnen anzuschauen. Während einige der Frühstückenden ähnliche Rituale am Frühstückstisch haben und Ermahnungen aussprechen wie Du, sind Dir andere eher suspekt. Manchmal ertappst Du Dich auch dabei, wie Du andere Frauen alleine durch ihre optische Erscheinung oder anhand der Kinderanzahl schon negativ bewertest und Dir denkst: „Gott sei Dank sitzt die nicht an meinem Tisch!"

(Fotoplatz)

ACHTUNG! Ihr seid alle hier, weil ihr Sorgen habt oder enorm erschöpft seid. Hier ist also niemand besser, oder schlechter. Deswegen konzentriere Dich wieder darauf, dass es vollkommen egal ist, ob die Frau am anderen Ende des Speiseraumes ihre Kinder anmotzt und aussieht, als ob sie vom letzten Bauernhof weggerannt ist! Reduziere Dich von diesen oberflächlichen Gedanken. Es sind 21 Tage für Dich da, und diese dienen Dir! Sie dienen dazu, damit es Dir später, Zuhause, wieder besser geht und Du neue Kräfte und Energien hast. Deswegen, lass alle Fünfe gerade sein und sei gnädig.

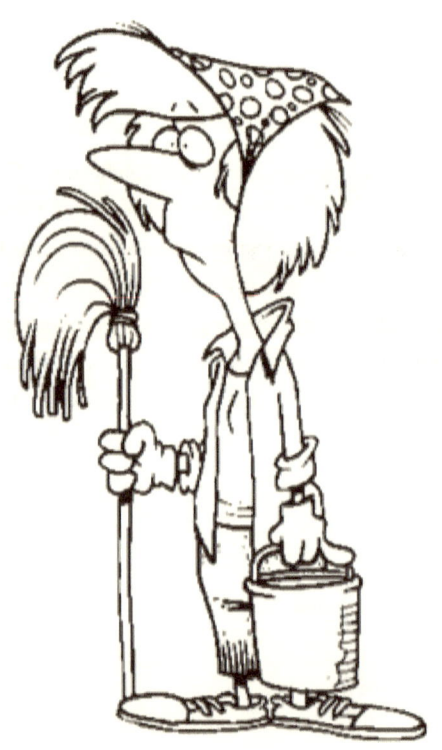

Gnädig gegenüber Deinen Mitgenossinnen und gnädig mit Dir selbst. Hier brauchst Du Dich nicht schminken, nicht verstellen, nicht funktionieren, Nicht so wie Zuhause der Nachbarin ein freudiges „Hallo" entgegenwinken und ein: „Danke, Frau Müller, es geht mir wunderbar!", obwohl Du gerade kurz vor einem Nervenzusammenbruch stehst, nur um das Gesicht zu wahren. Nein, hier spielt es keine Rolle. Hier geht es nur darum, neue Kraft zu bekommen, mit Deinen Kindern harmonischer umzugehen, ausgeglichen zu werden.

Wertvolle 21 Tage unabhängig davon, dass Frau Müller im Sommer im 5-Sterne-Hotel auf Mallorca war, unabhängig davon, ob der Schmidt ne Beförderung bekommen hat, unabhängig davon, ob die Schröder auf der letzten Tupperparty das gesamte neue Sortiment bestellt hat, während Du Dir nur die neue Silikonbackform bestellen konntest. Das alles ist vollkommen egal! Wirf diese Oberflächlichkeiten für 21 Tage weg und akzeptiere Dich, Deinen Bedarf und den deiner Leidensgenossinnen.

Nach dem Frühstück bringst Du Deine Kinder in die Kinderbetreuung, und Du findest in Deinem Postfach an der Rezeption einen Hinweiszettel:

10 Uhr Erstuntersuchung beim Kurarzt steht auf diesem Zettel. Irgendwie bist Du emotional noch gar nicht da, zu viele neue Eindrücke, Erwartungshaltungen und fremde Menschen haben Dich noch gar nicht ankommen lassen. Du reihst Dich also vor dem Arztzimmer in den Wartebereich ein und wartest, bis Du dran bist.

Ein netter Kurarzt begrüßt Dich und fragt Dich, was Du in den 21 Tagen, von denen nun schon ein bis zwei Tage vergangen sind, erreichen willst, während er dann die passenden Therapien dafür festlegt.

„Tja, was will ich denn, ich will Kraft, ich will fit sein, ein anderer Mensch werden, wenn ich zurück komme, will mich abgrenzen können, mal Nein sagen können, eigentlich will ich eine andere Person sein, eine, der alles gelingt, ohne mit der Wimper zu zucken, eine, die fröhlich im Jogginganzug durch die Straße joggt, und der es rundum einfach nur perfekt geht! Krieg ich das jetzt endlich?"

Eigentlich solltest Du Dir vor der Kur klar werden, dass die stationäre Kur für 21 Tage nicht das Allheilmittel ist. Du kriegst hier Ansätze, Ideen und Umsetzungsmöglichkeiten, aber in dieser Arztpraxis der Klinik gibt es kein Globuli, um Dir oral und sofort all Deine Wünsche - wie bei der Aladin Wunderlampe - zu erfüllen. Der Kurarzt wird hier nicht Deine euphorischen Wünsche reduzieren, er wird all Deine Therapiewünsche eintragen. Mach Dir dabei klar, je mehr Du willst, psychologische Einzelgespräche, Rückenschule, Erziehungsgespräche, Ernährungsberatung, Asthmaschulung, sportliche Aktivitäten, Fitness, je mehr wird Dein Dienstplan der Anwendungen vollgestellt sein. Reduziere Dich also auf maximal 3 am dringendsten benötigte Dinge.

Trage sie Dir hier ein, damit Du es nicht vergisst. Überprüfe dabei, was jetzt am wichtigsten ist, damit Du Zuhause die anderen Baustellen auch bearbeiten kannst.

1. Behandlungswunsch:

_____

2. Behandlungswunsch:

_____

3.Behandlungswunsch:

_____

Der Kurarzt trägt Deine Wünsche in den Therapieplan ein.

Denke daran, mit dem Kurarzt besprichst Du beim
Erstgespräch, was für Anwendungen Du bekommst und mit
dem Kinderarzt der Klinik, was deine Kinder bekommen sollten,
wenn diese ebenfalls einen Behandlungsbedarf haben. Die
Kinder, werden über die Kinderbetreuung, zu den
Anwendungen gebracht, damit du nicht wie ein Jo-Jo hin und
her springen musst, sondern dich auf dich konzentrieren kannst!

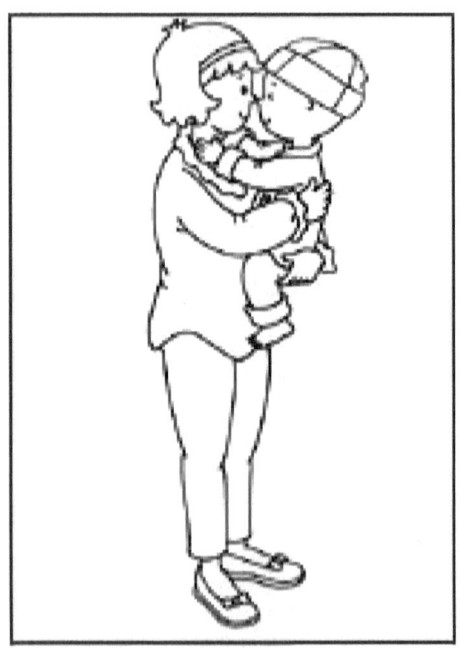

(Ausmalbild)

Die Kur beginnt

Nun hattest Du Dein Erstgespräch beim Kurarzt, und in Deinem Fach liegt kurz darauf der sogenannte Therapieplan. Es ist ein Wochenplan und eine Verpflichtung, an den in diesem Plan stehenden Maßnahmen teilzunehmen. Manche Sachen sind total schön, und andere weniger, aber alles zusammen wird Dir - auch wenn es Dir zu Anfang unvorstellbar klingt - zu neuen Kraftreserven verhelfen. Vielleicht denkst Du auch: „Was, ich habe keine Kraft, bin am Rande zum Umkippen und soll nun den ganzen Tag Sport treiben, und werde wieder von A nach B gehetzt, wie Zuhause, wo ich auch 100 Termine in einen Tag einbauen muss? Wo ist die Couch, wo die Ruhe, das ist doch schon wieder Stress. Das schaff ich gar nicht!"

Merke Dir dann, dass es natürlich eine Umstrukturierung des Tagesablaufes ist, und dass all die Anwendungen auf Deinem Therapieplan positiver Stress sind, und Du tatsächlich, wenn Du Deinen inneren Schweinehund überwindest, neue Kraft bekommen wirst.

 Spätestens an dieser Stelle solltest Du die Gedanken über Bord werfen, dass hier eine ‚Jeanny' kommt und Dir die Energie in den Körper haucht, oder Du die Glückstaler der ‚Goldmarie' am Baum des Brunnens mal eben kurz geschenkt bekommst! Nein, tatsächlich musst Du das Brot aus dem Ofen holen, welches gleich verbrennt, tatsächlich musst Du den Apfelbaum schütteln, bis die Äpfel fallen, bevor Du die so ersehnte Kraft bekommst.

Du musst wenigstens die Therapien, die Du im Plan findest, ausprobieren! Solltest Du feststellen, dass ‚Fit in den Tag' zu viel ist für Dich, nur weil Du Dir gewünscht hattest, fit wie ein Turnschuh zu werden - und feststellst, da Du keine Zeit für Sport hattest Zuhause, dass die 45 Minuten am Tripstep echt zu anstrengend sind oder Dir sogar schwindelig wird, dann hast Du die Möglichkeit, es aus Deinem Therapieplan wieder streichen zu lassen. In dem Fall gehe zum Arztzimmer und lass es austragen! Niemand will Dich hier quälen, Dein Plan ist anhand des Erstgespräches erstellt worden.

Für alles andere musst Du Dich öffnen. Denke immer daran, das sind Deine 21 Tage. Nutze sie! Nimm immer wieder den rechten Weg. Lass Dich nicht ablenken von motzenden und meckernden Frauen. „Habt ihr schon gesehen, immer die gleichen 3 Wurstsorten? Die Kitafrau ist unfreundlich, ich habe im Zimmer Sand entdeckt, die Putzfrauen machen wohl nicht so sauber, wie ich es Zuhause gewohnt bin, das Schwimmbad ist zu klein oder sogar geschlossen für 3 Tage, weil ein Magen-Darm-Virus umgeht!"

Das alles ist völlig egal.

Wenn Dir Wurst fehlt, kauf sie Dir! Einige Kliniken haben einen Kühlschrank im Apartment, oder in der allgemeinen Teeküche. Du darfst Krabbensalat kaufen, oder was Dein Herz begehrt, wenn Dir das Angebot nicht genügt!

Du darfst auch Dein Zimmer putzen, wenn Du Lust dazu hast und Dir das Putzen der Putzfrauen nicht reinlich genug erscheint! Ich rate Dir davon ab, aber wenn es das ist, was Dich glücklich macht, dann tue das, denn Du bist erwachsen!

Du hast die Eigenverantwortung für Dich und Deine Glückseligkeit nicht am Tresen beim Einchecken abgegeben, dies ist kein Urlaub, dies ist kein Hotel und dies ist kein Schlaraffenland! Warum bist Du denn hier? Genau, damit Du neue Kraft bekommst. Also lade allen Ballast ab.

Es sind doch nur 21 Tage! Hör doch bitte auf, Dich an Kleinigkeiten aufzuhängen. Und die Personen, die sich über das Wurstangebot einer Kurklinik aufregen?

Oft haben sie selbst nichts Zuhause und wollen sich nur profilieren oder ihr Selbstwertgefühl steigern. Eigentlich kannst Du Mitleid mit diesen Frauen haben, denn sie haben noch nicht verstanden, warum sie hier sind. Sie sind nicht hier, damit sie am Frühstücksbuffet Camembert entdecken oder beim Abendbrot eine Fischplatte haben. Vielmehr versuchen diese Frauen, ihre Probleme dahinter zu verstecken. Also lass Dich davon nicht anstecken! Natürlich muss man immer Abstriche machen, das hier ist eine Kurklinik mit vielen Menschen, manchmal klappt dabei auch Einiges nicht. Wenn Du wirklich etwas hast, das Dir Sorgen bereitet, grummel es nicht in Dich hinein und lass davon Deinen Kurerfolg beeinflussen, sondern gehe umgehend zur Rezeption, trage Deine Sorgen dort vor, und wenn es eine Möglichkeit gibt, dann werden sie Dir helfen. Mitarbeiter einer Klinik sind zu Deinem Wohle da.

Das Schwimmbad ist zu, oder die Mama von Felix" die Arme" ist in Quarantäne und muss in ihrem Zimmer bleiben. Furchtbar!

Das ist gar nicht furchtbar für Dich, denn das ist ein Zeichen, dass die Klinik versucht, alles zu tun, damit Du nicht krank wirst. Für Felix' Mama ist es nicht schön, aber noch viel schlimmer wäre es, wenn sich alle anstecken würden.

Lass 3 Wochen Deine Seele baumeln und minimiere Deine Ansprüche. Du hast hier die einmalige Gelegenheit, dass Du Dich 3 Wochen weder ums Essen noch ums Putzen kümmern musst. Nutze die Chance und lass es auch. Einige Mamis putzen ihr Apartment nach oder räumen immer ganz fein auf.

Das alles solltest Du 3 Wochen lang nicht tun. Nimm das gegebene und die geschenkte Zeit für Dich, um Besseres zu tun. Dein Apartment wird gereinigt und deswegen lies lieber ein Buch oder gehe ein bisschen spazieren. Mache Dir in aller Ruhe Gedanken, zu den erlernten Maßnahmen und wie Du dieses Zuhause umsetzen kannst.

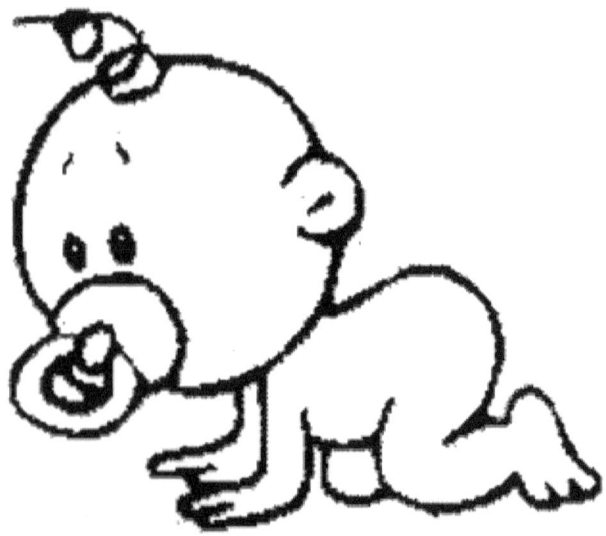

Kommt der Kurerfolg?

Nachdem Du Dich langsam an die Klinik und ihre Hausordnungen gewöhnt hast und Deine Kinder schon Freunde gefunden haben, geht ein Tag nach dem anderen ins Land. Wahrscheinlich bist Du nun schon in der 2. Woche deiner Kur. Du hast einige nette Frauen kennengelernt und merkst so langsam, dass Du ruhiger wirst, dass Du entspannter bist, dass Du sogar kräftiger wirst. Du verstehst jetzt, dass die Maßnahmen und Therapien Dir gut tun.

Therapien:

Massagen und Krankengymnastik nach Bobart: Sie sind am besten für Dich und Deinen Rücken. Die Massagen sind ein Traum, aber wieso steht die immer nur einmal die Woche auf dem Plan? Wieso bekommst Du nicht einmal am Tag eine Massage, wenn es Dir doch so gut tut? Eine Massage wird nur einmal die Woche von der Krankenkasse genehmigt! Es liegt also nicht an der geizigen Klinik, sondern an der Kasse, wenn dein Wunsch nach täglichen Massagen seitens der Klinik nicht erfüllt wird. Wichtiger ist ja auch die Muskeln aufzubauen, mit einer Krankengymnastik, oder sportlichen Aktivitäten wie zB. Walking.

Entspannungstherapien: Während Du in einer Wolldecke eingepackt eine Meeresrauschen-CD hörst und Du bei der ruhigen Stimme der netten Therapeutin so langsam einschläfst, hast Du die Möglichkeit, einfach mal zu genießen und Dir zu überlegen, wie Du in Zukunft dann Zuhause Dir Zeit nehmen kannst und Pläne für Dich selbst machen! Einige können sich nicht entspannen und werden eher unruhig, während andere plötzlich anfangen zu schnarchen. Versuch es auszuhalten. Lass los!

Ernährungsberatung:

Hier kochst Du selbst! Dir wird in einer geselligen Runde gezeigt, wie man gesund kocht, und dazu solltest Du Dir dann auch die Rezepte aufschreiben oder die Therapeutin bitten, Dir diese schriftlich für Zuhause mit zu geben.

Gruppen- oder Einzel-Gesprächstherapie:

In der Gruppe haben viele eine Scham oder Angst, tatsächlich mit den Sorgen ernstgenommen zu werden. Manche wollen die anderen nicht unnötig mit ihrem Ballast, belasten. Auch hier musst Du egoistisch sein. Alle, die hier sitzen, haben ihr Päckchen zu tragen. Manche lassen erst 5 Minuten vor Schluss los und öffnen sich erst beim Abschiedsgespräch. Selbst wenn Du zu denen gehörst, die sich nicht öffnen können oder wollen:

Alleine die Sorgen eines anderen zu hören, hilft schon mal bei Deinen eigenen Nöten, denn das Gefühl, Du bist nicht alleine mit Deinen Sorgen kann dir helfen, oder Du lernst innerhalb dieser Gruppe eine Frau kennen, die Dir ähnlich ist, mit ähnlichen Sorgen, und Du setzt Dich mit ihr zusammen im

Anschluss in die Teeküche und vertraust ihr dann, unter vier Augen, deine Sorgen an. All das hilft Dir. Ganz egal, ob du offen wie ein Scheunentor, über Deine Sorgen reden kannst, oder ob Du eher der Zuhörer bist und die Sorgen, mit Dir alleine klärst. Die Gruppe hilft Dir trotzdem dabei.

In den Einzelgesprächen, hast du die Möglichkeit, all deine mitgebrachten Taschentücher zu benutzen. Ich habe es immer „Heulstunde" genannt! Lass Dir Luft. Lass alles raus.

Wichtig ist zu wissen, dass auch diese Gesprächsgruppen (Einzel- oder Gruppengespräch) nur Ansätze sein können in diesen 21 Tagen. Wenn es massive Sachen sind, die dich belasten, muss dir klar sein, dass du, dir Zuhause, ambulant weiterhelfen lassen musst.

Vielleicht hörst du auch nur 21 Tage zu und beschließt für dich selbst, das erst Zuhause anzugehen, auch das ist okay!

Wichtig ist nur: Belüge dich nicht selbst. Verschließe dich nicht, denn diese Menschen, wirst Du nach 21 Tagen nie wieder sehen, also ist das genau die Möglichkeit, wo du dich ruhig auskotzen kannst, denn es wird an deinem Wohnort ja nicht rumgehen!

Walking/Sport: In der Regel beginnt nach dem Frühstück ein Nordic-Walking-Programm, zieh Dich warm an und überwinde Dich, es ist die Therapie, die wirklich jeden Muskel gleichzeitig stärkt. Ich hatte nie Lust, um 9 Uhr bei jedem Wetter loszulaufen. Es ist aber dennoch ganz wichtig. Dazu gibt es noch massenweise andere Sporttherapien. Fit in den Tag, Bauch Beine Po, Gymnastik, Wassergymnastik, was es auch ist, nutze es für Dich.

Mutter-Kind-Aktionen: Vielleicht solltest Du die Bindung zu Deinem Kind stärken, weil Du durch Deine Berufstätigkeit festgestellt hast, dass Du gar nicht weißt, wann Dein Kind die Schleife gelernt hat, und Du das Gefühl hast, dass Dein Kind sich von Dir durch Deine achtstündige Abwesenheit emotional entfernt! Es ist einfach nur schön, beim Eltern-Kind-Schwimmen, beim Eltern-Kind-Basteln oder anderen Aktivitäten etwas mit dem Kind zu unternehmen. Wann hast Du zuletzt Zeit gehabt, mit Deinem Kind vergnügt ganz alleine schwimmen zu gehen? Je nach Alter gibt es auch manchmal z. B. eine Eltern-Kind-Massage. Auch das ist sehr schön: Wenn du dein Kind massierst und dein Kind dich massiert. Habt ihr das früher schon einmal gemacht? Du wirst merken, dass deinem Kind das gut tut.

Vielleicht fühlst du, dich sehr schlapp und kannst dich kaum aufraffen zum Walking zu gehen, oder plötzlich Sport zu treiben. Du musst über deinen Schatten springen und unbedingt an den Anwendungen teilnehmen und du wirst sehen, dass es dir gut tut.

(Foto mit deinen Kind)

Wochenende und abends in der Kurklinik

Am Abend nach dem Abendbrot und am Wochenende hast Du eine therapiefreie Zeit.

Auch diese Zeit solltest Du gut nutzen. Setz Dich, wenn möglich, in die allgemeine Teeküche oder in die Gemeinschaftsräume und tausche Dich mit den anderen aus. Ab 22 Uhr sollte es laut Hausordnung ruhiger werden, und darauf solltest Du auch aus Rücksicht mit anderen immer achten. Einige Frauen kichern und gackern und verfallen in Gelächter wie zu Kindertagen, auch das ist gut so, in der Gemeinschaft einfach Spaß zu haben. Sollte sich jemand gestört fühlen, nehmt darauf Rücksicht und sucht euch einfach einen anderen Ort für eure Zusammenkünfte, in der Regel ist die Klinik groß genug, um irgendwo einfach mal die Seele baumeln zu lassen, am Abend sich gemeinsam eine Pizza in XXL zu bestellen oder einfach zu quatschen und zu lachen. Sollte es keine Gemeinschaftsräume geben, und ihr die anderen Mütter oder Väter stört, dann sprecht mit der Klinikleitung, ob ihr euch in den Räumen der Ernährungsberatung aufhalten dürft, da diese Räume im Erdgeschoss weit weg von den Zimmern liegen! Lasst euch auf keinen Fall das laute Lachen verbieten, denn Zuhause seid ihr nach 21 Tagen wieder alleine, und lachen tut gut!

Einige Kurpatienten bekommen am Wochenende Besuch. So kommt der Papa übers Wochenende oder die Mama oder sogar Großeltern und Freunde. Gönn es der anderen Frau, selbst wenn Du alleinerziehend sein solltest, denn auch wenn Du alleine bist,

ist Dir doch schon immer klar, dass es auch Familien gibt. Bitte sei nicht böse auf Melanie, die so einen tollen Papa hat, sei gnädig und freu Dich mit ihr, dass sie glücklich ist! Es hilft deiner Situation doch auch nicht, wenn Du darüber traurig bist!

An den Wochenenden ist meistens außer der Krankenschwester kein Personal im Haus. Du bist in keinem Kinderheim und auch nicht entmündigt, sondern darfst innerhalb von 100 Kilometern Deine Freizeit selbst gestalten. Suche Dir Ausflugsziele in deiner Kurgegend und organisiere Gruppenreisen mit anderen Kurfamilien. Dazu brauchst Du ja nur einen Zettel aufhängen an der Infotafel, z. B.: Ich fahre am Samstag in den Zoo, ich würde mich freuen, wenn jemand Lust hat, auch dahin zu fahren. Wir treffen uns um 10 Uhr an der Rezeption!

Da werden sicher Frauen oder Männer dazu kommen, die auch gerne mit ihren Kindern dahin gehen wollten. Teilnehmerlisten kannst Du Dir dabei sparen. Du siehst ja, wer kommt, und wenn keiner kommt, gehst Du eben wie geplant alleine, denn Du bist doch ein eigenständiger Mensch!

Es gibt welche, denen das Wochenende schwer fällt, und die die plötzliche Ruhe nicht gut abkönnen. Sie wissen nichts mit sich anzufangen, und wenn es auch noch regnet, oje, wie dramatisch. Furchtbar, wenn man im Zimmer sitzen muss. Meine Güte, Zuhause regnet es doch auch. Was machst Du denn da? Also auch hier mal kritischer mit den Meckerpunkten umgehen!

Und nicht anstecken lassen! Das hier ist kein Wochenendbespaßungsprogramm, das hier ist eine Kur und die Mitarbeiter einer Klinik haben auch eine Familie und müssen Ruhephasen haben, um Dir gut zu tun. Also gestalte Deinen Tag wie Zuhause in Eigenverantwortung. Solltest Du in der

Woche mal Freizeiten haben, bist Du auch nicht entmündigt. Das bedeutet, Du kannst durchaus sagen: „Mein Kind kommt Mittwoch Nachmittag nicht in die Kita, da ich auf den Spielplatz will oder Fahrrad fahren möchte." Trotzdem solltest Du Freizeiten auch in der Woche für Dich nutzen und nicht aus schlechtem Gewissen heraus sofort in die Kita rennen.

Nein, es sind nur 21 Tage, hab kein schlechtes Gewissen, denn wenn es Dir gut geht, haben Deine Kinder Zuhause auch was davon. Also lese ruhig ein Buch, wozu Du Zuhause nie kommst, mache Deine Fingernägel, geh an den Strand und sammel Muscheln, geh spazieren und sammel Eicheln oder Tannenzapfen zum Herbstbasteln und Mit-nach-Hause-nehmen, oder setz Dich einfach in die Natur und lass die Sonne auf Dich scheinen.

Du brauchst eine Eingewöhnungsphase bei der Kinderbetreuung und musst Kleinkindern sagen, dass sie nun mit anderen Kindern spielen dürfen und die Mama bald wieder kommt. Bei Babys solltest Du zunächst Dich auch dort hinsetzen und mit dem Baby spielen, bevor Du die Kindergruppe verlässt. Und auch, wenn Dein Kind weint und Du ein schlechtes Gefühl hast, dass Du gehst, obwohl es weint, glaube mir, das machen alle Kinder, und wenn Du dann den Sprung geschafft hast, trotzdem zu gehen und Du leise nach 10 Minuten hin gehst, wirst Du sehen, dass da niemand mehr weint. Viele Kinder wissen, wie sie Mama daran hindern können zu gehen, und nutzen deswegen das Weinen, aber wenn es nicht klappt, ist es auch schnell wieder vorbei. Du musst dabei etwas härter sein als Zuhause, denn das sind Deine 3 Wochen, die am Ende dem Kind wieder zugutekommen. Wenn Du ausgeruht und mit Kraft den Alltag Zuhause meisterst, wird es Deinem Kind auch gut tun. Zieh es also durch!

Alles geschafft, die letzte Woche kommt!

Deine letzte Woche fängt nun schon an. Hast Du alles berücksichtigt und geschafft? Wie schnell ist die Zeit vergangen. Deine Kinder gehen entspannt in die Kita, haben Freunde gefunden, Du hast ganz tolle Menschen kennengelernt, leider wohnen sie in 800 Kilometer Entfernung, Dein Muskelkater vom Sport ist endlich weg, und so langsam nehmen die Therapeuten von Dir Abschied.

Plötzlich willst Du doch noch mal Thai Bo haben, weil Nicole die auch kriegt, plötzlich entdeckst Du, dass Du noch schnell ein Prinzessin-Lillyfee-T-Shirt basteln musst. Auch hier kannst Du es nicht schaffen, noch einmal eben wegen einer Anwendung die Zeit zurück zu drehen. So langsam kannst Du Dir in der letzten Woche Gedanken machen, was Du alles mitnehmen und in Deinen Alltag einbauen kannst.

In den 3 Wochen hast Du entdeckt, dass es gar nichts bringt, Deine Kinder unter Druck zu setzen, im Gruppengespräch eine Trostphase gefunden, und hast entdeckt, dass Du an Deinen eigenen Regeln immer festhalten musst im Gespräch der Grenzsetzung. Du weißt nun, wie Du Vollkornbrötchen selbst backen kannst. Du hast intensiv Sport betrieben und gemerkt, dass Du neue Kräfte dadurch gewonnen hast und Übungen erlernt, wie Du gegen Rückenbeschwerden Zuhause etwas machen kannst. Du hast tatsächlich Freunde gefunden, die Dich so genommen haben, wie Du bist, ohne Dich verstellen zu müssen, hast Leidensgenossen gefunden, und nun naht schon wieder das Ende.

Es ist Zeit für den Abschied. Wie ein Schwamm versuchst Du noch einmal alles aufzusaugen, Adressen mit den netten Familien werden ausgetauscht, noch einmal in einem allerletzten Gespräch mit der Psychologin werden die größten Geheimnisse aufgedeckt. Du nimmst Dir Schablonen aus dem Kreativbereich mit, damit Du Zuhause noch Bob-der-Baumeister- oder Prinzessin-Lillifee-T-Shirts basteln kannst. Angst kommt wieder hoch. Kannst Du das alles mit nach Hause nehmen?

Manches schon. Die Bastelschablonen kannst Du in Dein Zuhause retten, das Brötchenbacken der Ernährungsberaterin und die Übungen der Rückenschule.

Was Du nicht mitnehmen kannst, sind die Menschen, die Du kennen- und mögen gelernt hast. Am liebsten würdest Du Tanja in Deinen Koffer packen und mitnehmen, denn sie wohnt fünf Zugstunden von Dir entfernt. Sie ist eine gute Freundin geworden und Du musst Abschied nehmen. Zuhause hast Du wieder keine Freundin, keine Tanja, keine Psychologin, keine Supernanny.

Trotzdem hast Du neue Ideen bekommen, neue Kraft bekommen, und es war viel schöner als das kostenlose Beschenken der Frau Holle, die Dich im Zimmer der Sehnsucht mit den Energietalern überschüttet.

Ach, könntest Du doch hier bleiben unter dem Schutz des Kurklinikdaches, mit Deinen neuen Freunden und Deinen Kindern. Ach, kann ich nicht noch einmal?! Wieder Sehnsucht?

Der letzte Tag, die Abreise

Alle Kurteilnehmer haben Geld gesammelt für die Erzieherinnen und für das nette Personal. Man hat ganz heimlich zusammen mit den anderen ein Mega-Erinnerungsbild gemalt mit Fotos aller Kurteilnehmer. Man will sich verewigen, ein Stückchen von sich im Haus lassen.

Deine Kinder haben eine Mappe von der Kita bekommen mit gemalten Bildern und Bastelarbeiten, mit Liedertexten der Morgenrunde und allerlei Erinnerungen.

Wo ist denn Deine Mappe? Die Kurklinik hat in Form eines Plakates eine Erinnerung an Dich, Deine Kinder haben eine Erinnerung in Form der Bastelmappe und Deine? Deine ist in Deinem Herzen. Wenn Du Dich auf die 21 Tage konzentriert hast. Wenn Du Dich auf 3 Sachen reduziert hast, die Dir wichtig waren, wenn Du Dich nicht hast ablenken lassen von „Immer die drei gleichen Käsesorten, im Schuhschrank des Zimmers lag noch Sand" oder „Das Wochenende ist so langweilig", dann wirst Du für immer an die Zeit in dieser Kurklinik denken und sie in Deinem Herzen tragen, denn es war eine schöne und auch aufregende Zeit.

Sie war gemischt aus Sehnsucht und Angst, aus Freude, lautem Lachen, einfach Ich-sein, und dabei erinnerst Du Dich an den Purzelbaum, der Dir missglückte, weil Du das zuletzt als Kind gemacht hattest, und alle laut lachten, als Du wie eine Schildkröte auf dem Rücken lagst. Morgen bist Du wieder Zuhause.

Und auch wenn Du in Deinem Alltag angekommen bist, und auch wenn Du wieder in Deine alten Strukturen zurück fällst: Sei gnädig zu Dir selbst, denn das ist normal. Aber in immer kürzer werdenden Abständen wirst Du Dich an die Zeit und das in der Kur Erlernte zurück erinnern. Und genau dann ist es wieder mal Zeit, die vorgeformten Schienen des Alltags zu verlassen und Dich wieder zurück zu erinnern. Genau dann kannst Du die Kg??? umsetzen und im Wohnzimmer die Übungen mit der Tschibo-Gymastikmatte umsetzen, selbst wenn Du dann morgen wieder wie gar nicht gewünscht wie aus Zauberhand in das alte, gut bekannte Raster zurück fällst. Die Abstände werden kürzer werden, in denen Du Dich daran erinnerst, was Dir dort in 21 Tagen beigebracht wurde, und ich bin sicher, eines Tages wirst Du das Erlernte umsetzen. Ganz langsam, aber stetig.

Abschließend: Versuche ein paar kleine Dinge fest in Deinen Tagesablauf einzubauen, versuche einmal in der Woche eine halbe Stunde Walking auszuüben, versuche ein Buch zu lesen, oder suche Dir für weitere Gespräche einen Psychologen, und versuche DU zu sein, auch wenn es Dir nicht immer glückt!

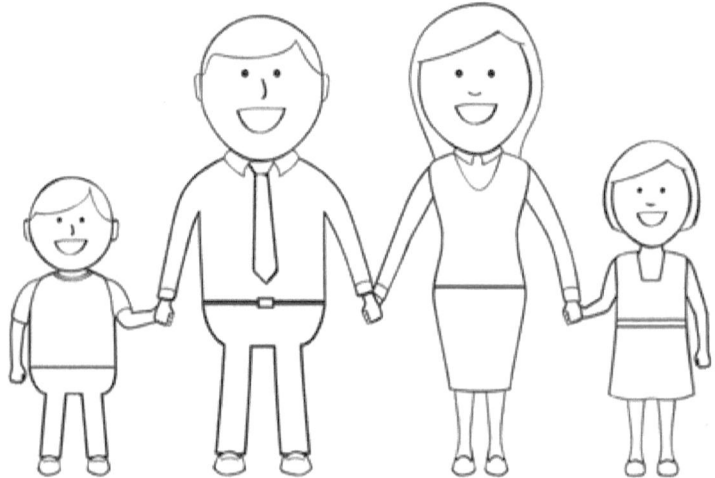

Wenn Du alles berücksichtigt hast und Dir 3 Wochen Zeit genommen hast, Dich zu besinnen und das Erlernte ein wenig aufzunehmen und mit nach Hause zu nehmen, hast Du eine gute Basis, damit es euch in der Familie wieder besser geht.

(Ein letzter Platz für dein Foto)

Nach der Kur, was nun?

Nun bist Du wieder Zuhause. Du hast viele Erinnerungen mitgenommen und manche schönen Dinge mit nach Hause gerettet, und sei es nur die Muscheldose als Andenken an die schöne und gute Zeit.

Vielleicht hattest Du Dich auch in der Kurklinik zu Anfang nicht so wohl gefühlt, und Du merkst erst jetzt, wo Du Zuhause bist, dass die Kur doch wunderschön war. Am liebsten würdest Du die Zeit zurückdrehen und noch mal diese 3 Wochen erleben. Vielleicht sehnst Du Dich auch nach Maßnahmen, die Du nicht wahrgenommen hast und bereust es.

Vielleicht wolltest Du doch noch das Geheimnis von Dir den Psychologen sagen, dem Du es krampfhaft in 3 Wochen nicht erzählt hast. Eine Mutter- oder Vater-Kind-Kur ist nur der Anfang und nicht das Ende. Du hast da in 3 Wochen erlernt, wie Du mit verschiedenen Situationen Zuhause umgehen sollst. Damit Dir die Umsetzung besser gelingt, kannst Du Dir hier ein wenig Unterstützung einholen.

Mache Dir bitte klar: Du bist selbst deines Glückes Schmied. Du brauchst keine Person, die Dich an die Hand nimmt. Du kannst alles ändern, Dein Verhalten ebenso wie die Maßnahmen, die Du ergreifen kannst, und die Du alle in der Klinik erlernt hast. Umsetzen musst Du das. Und auch wenn Du irgendwann wieder in den Alltagstrott zurück fällst. Wenn Du irgendwann bemerkst, dass das, was Du tust, nicht das ist, was Du tun möchtest, dann ist der Moment gut, hier nachzuschlagen.

Ich schicke Dir hier schon mal all die Kraft und das Positive, was du dir auch wünschen magst.

Name der kurteilnehmenden Familien/ Rufnummern:

_____

_____

_____

_____

_____

_____

_____

_____

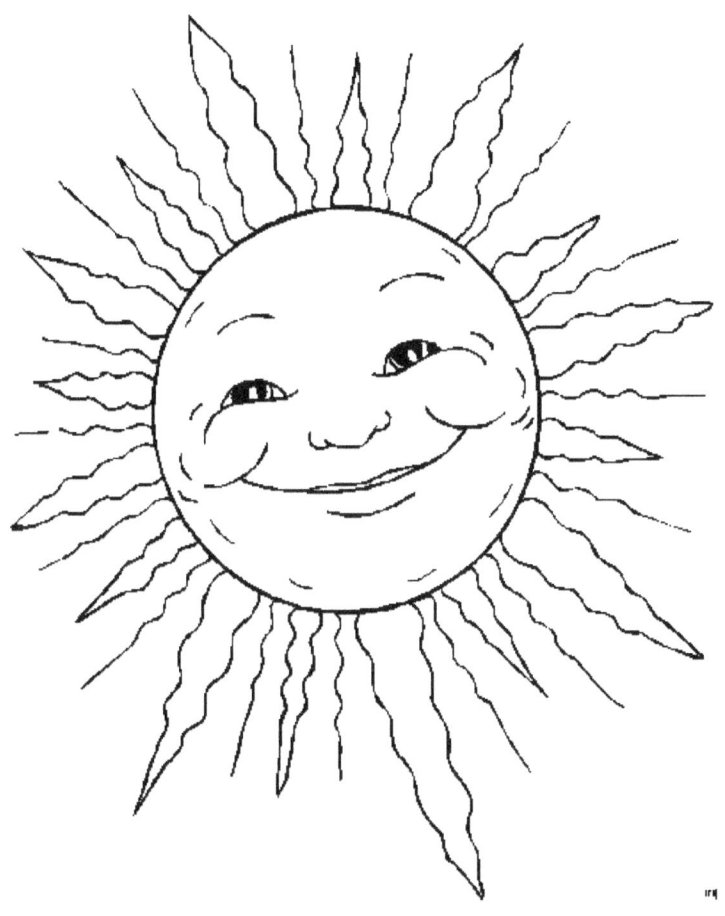

(Ausmalbild)

Erlernte Maßnahmen

Trage hier Deine erlernten Maßnahmen ein und erinnere dich später daran:

Rückenschule oder Sportübungen:

_____

_____

_____

_____

_____

Erziehungshilfen zur Trotzphase / Grenzsetzung:

Ernährungsberatung:

_____

_____

_____

_____

Psychosoziales Verhaltem im Umgang mit anderen
Menschen, z.B. Abgrenzungen:

_____

_____

_____

_____

_____

_____

Hinweise durch den Psychologen, z.B. bei posttraumatischen Belastungen:

_____

_____

_____

_____

_____

Verhalten bei Partnerproblemen und Konflikten:

_____

_____

_____

_____

_____

Hilfestellungen für ambulante Weiterbehandlung:

_____

_____

_____

_____

_____

_____

Das Erlernte umzusetzen ist schwer.

Nachhaltigkeit der Kur!

Du wirst vielleicht feststellen, dass der Alltag und das Erlernte wieder versickern im Nirvana deines gewohnten Umfeldes. Manchmal liegt es an einem selbst, und manchmal hat man den Eindruck, dass Dein Umfeld es nicht zulässt, nachhaltige Änderungen umzusetzen.

Denke immer daran, dass Du nicht nur Mutter, Vater, Ehefrau, Ehemann, Tochter, Sohn, Arbeitnehmerin oder Arbeitnehmer bist, sondern dass Du auch Zeit brauchst, Du selbst zu sein.

Versuche nie, Dich selbst zu vergessen. Besinne Dich immer wieder auf Dinge, die Du als Mensch liebst. Dein Hobby, Deine Leidenschaft, deine Gelüste, gehen meistens in deiner Familienrolle unter. Nimm dir Zeit, du zu sein! Du bist keine Rabenmutter/ Rabenvater, wenn du dir ab und zu die Zeit nimmst für dich, denn wenn es dir gut geht, geht es deinen Kindern auch gut!

Du kannst die erlernten Maßnahmen jeden Tag Zuhause umsetzen. Entweder machst du deine Rückenübungen im Wohnzimmer auf einer Matte, oder Du gehst regelmäßig in ein Fitnessstudio, oder eine Walkinggruppe. Informiere dich, welche Gruppen und Angebote es bei dir Zuhause gibt.

Trage hier die Rufnummern ein, die Zuhause ein passendes
Angebot haben!

_____

_____

_____

_____

_____

Dieses Kurbuch dient Dir als Gedankenstütze, damit es Dir auch nach der Kur besser geht und Du den bestmöglichen Erfolg daraus haben kannst.

Und solltest Du nach 4 Jahren wieder durch besonders belastende Umstände, eine erneute Auffrischung stationär in einer Kurklinik brauchen, wende Dich gerne an uns.

Sollten in der Zwischenzeit dramatische besondere Belastungen eintreten, kannst du auch eine vorzeitige Maßnahme nach 2 Jahren versuchen zu bekommen!

Wir sind gerne für dich da!

Kur und Rehahilfe „ Mütterkurhilfe"

www.rehakurantrag.de

www.muetterkurhilfe.npage.de

Tel: 040/87501094

Deine Angela Voß (Kurberaterin und Mutter)

www.ingramcontent.com/pod-product-compliance
Lightning Source LLC
Chambersburg PA
CBHW021413170526
45164CB00002B/631